W0059612

Meinen Eltern

Vorwort

Als verantwortlicher Arzt in einer Klinik habe ich schon mehrere tausend Arztbriefe von Assistenzärzten korrigiert und gegengezeichnet. Dabei fiel mir auf, daß sich eine Reihe von Fehlern regelmäßig wiederholt. Auch in Briefen aus anderen Kliniken, die ich jahrelang sammelte, fanden sich immer die gleichen Fehler. Die Ursache dafür liegt wohl darin, daß der Medizinstudent oder angehende Arzt nie offiziell in der Kunst des Arztbriefschreibens unterwiesen wird.

Man lernt das Schreiben eines Arztbriefes in der Regel nur aus den mehr oder weniger guten Vorlagen etwas älterer Stationsärzte. Diese Kollegen haben aber ihrerseits das Arztbriefschreiben auch nur aus teilweise fehlerhaften Vorlagen erlernt, so daß bestimmte Wendungen, unscharfe Ausdrücke und falsche Denkansätze von einem Arzt zum anderen tradiert werden. Zwar lernt man im Studium und in der Klinik detailliert das genaue Erheben von Befunden und deren Wertung, man erfährt aber nur angedeutet, wie man solche Befunde schriftlich fixiert und schon gar nicht, wie man Anamnese, Befund und abschließendes Urteil im Arztbrief niederlegt.

Genaue Korrekturen der Arztbriefe durch die Gegenzeichner unterbleiben oft aus verschiedenen Gründen. Ein Grund dafür ist wohl, daß der Arztbrief in seinem Wert nicht überall gleich hoch eingeschätzt wird. Es gibt aber durchaus Kliniken, in denen man die Kunst des Arztbriefes sehr sorgfältig pflegt.

Ein weiterer Grund ist sicher der Mangel an Schreibkräften. Ein korrigierter Brief muß nämlich meist noch einmal neu getippt werden. Dies ist aus Kapazitätsgründen oft schwer möglich und führt zu unverantwortlichen Verspätungen. Deshalb geht es dem Gegenzeichner leider oft so, daß er einen Brief, der nicht gerade untragbar ist, – wenn auch mit schlechtem Gewissen – umständehalber durchgehen läßt.

So führt letztlich der Schreibkräftemangel, welcher im allgemeinen nicht durch fehlendes Personal, sondern durch nicht bewilligte Stellen bedingt ist, auch zu einer Minderung der Qualität medizinischer Leistung.

Nicht zuletzt aber unterbleiben intensive Korrekturen von Arztbriefen aus Zeitmangel und Bequemlichkeit. Manche Ärzte haben auch einen Widerwillen, in die Rolle eines Aufsätze korrigierenden Oberlehrers gedrängt zu werden.

In diesem Buch sollen die wesentlichen Richtlinien aufgestellt werden, welche für die Abfassung des Arztbriefes gelten.

Es soll gezeigt werden, daß in einem Arztbrief die Summe aller Bemühungen um einen Patienten niedergelegt ist und daß der Arztbrief – oft einzige Kommunikationsmöglichkeit unter den Ärzten – vielfach kollegiale Verbundenheit ausdrücken kann.

Der junge Arzt soll davon überzeugt werden, daß dieses Schriftstück glasklar nach gewissen Prinzipien durchstrukturiert sein muß und ganz auf der Basis ärztlich-naturwissenschaftlichen Denkens zu stehen hat.

Er soll aber auch erfahren, daß durch ständiges Bemühen um einen korrekten Arztbrief auch ständig das klinische Denken geschult wird.

Den Erfahrenen soll dieses Buch anregen nachzuprüfen, ob gewisse Gewohnheiten nicht doch neu überdacht werden können.

Ich habe nicht nur versucht, dem Leser eine Anleitung zum Schreiben eines Arztbriefes in die Hand zu geben, sondern mich auch bemüht, ihm zu helfen ständig ein KRITISCHER LESER von Arztbriefen zu sein. Deshalb finden sich im Text immer wieder grundsätzliche Feststellungen zum klinischen Denken, welches immer die Grundlage ärztlichen Handelns sein muß.

Dank schulde ich vielen. So vor allem den niedergelassenen Ärzten, welche geduldig und genau meine Fragebögen ausfüllten. Viele Ärzte haben darüber hinaus, angeregt durch die Fragebögen, ihre Meinung zum Arztbrief noch gesondert mitgeteilt, was besonders wertvoll war. Herrn Prof. Dr. WULF LÜBKEN, Chefarzt der Inneren Abteilung des Städt. Krankenhauses Heilbronn, Herrn Dr. PETER ROHRBACH, Chefarzt der Neurologischen Abteilung des Krankenhauses Heidenheim, und Herrn Priv.-Doz. Dr. WINFRIED ROOS, Chefarzt der Neurologischen Abteilung des Kreiskrankenhauses Ludwigsburg, danke ich für die Überlassung einer Reihe von unausgewählten Arztbriefen aus ihren Abteilungen, womit sie meine Arztbriefsammlung erweiterten. Sie wußten sehr genau, daß es mir nur darum ging, Fehler aufzuspüren – sie wußten wohl aber auch, daß es in diesen Briefen nur wenig Fehler zu finden gab.

Viele Anregungen, sehr nützliche Kritik und auch Bestätigung bekam ich von Herrn Prof. Dr. HANS WAHLE, Chefarzt am Rehabilitationskrankenhaus Karlsbad-Langensteinbach, und meinem früheren Assistenzarzt, Herrn Dr. BERNHARD KÜCHENHOFF.

Dank schulde ich weiter meinen Freunden, Herrn Dr. med. RÜDIGER BAUM, Stellvertreter Leitender Arzt am Rehabilitationskrankenhaus Karlsbad-Langensteinbach, und Herrn HERBERT KERN, Oberstudienrat am Gymnasium Horb, welche das Manuskript kritisch unter die Lupe nahmen, manches glätteten, aber auch manchmal grobe Vorsprünge abmeißelten.

Karlsbad-Langensteinbach, Januar 1983   REINER W. HECKL

Inhaltsverzeichnis

1 Einführung

Der Arztbrief, wie wir ihn heute kennen, hat die Anfänge seiner Entwicklung erst mit dem Beginn der naturwissenschaftlichen Medizin, etwa in der Mitte des vorigen Jahrhunderts genommen. Mit dem Fortschreiten medizinischer Kenntnisse bekamen die Berichte dann ein zunehmend einheitlicheres Gepräge, vor allem in den letzten Jahrzehnten. Dies ist dadurch bedingt, daß immer mehr Laborwerte und Ergebnisse von Zusatzuntersuchungen in den Arztbrief aufgenommen werden mußten. Immer schärfer wurden Anamnese, Befund und Meinung (Beurteilung) getrennt. So lautete noch ein Bericht des großen Wiener Arztes JOSEF SKODA (1805–1881), Mitbegründer der modernen Medizin (66), folgendermaßen (83):

Wien, 16. April 1871, 3^h Uhr nachmittags

Lieber Bruder!

Oppolzer ist heute um 1 Uhr 35 Minuten verschieden. Letzten Dienstag wurde er auf der Klinik unwohl und mußte nach Hause gebracht werden. Am Mittwoch fuhr er wieder aus, kam äußerst erschöpft nach Hause und da sein Sohn die gefahrvolle Lage erkannte und die Besorgnis hegte, daß Oppolzer den nächsten Tag doch wieder ausfahren würde, ließ er mich bitten, seinen Vater zu besuchen. Ich fand den Kranken donnerstagmorgens im Lehnstuhl, die Zeitung in der Hand. Er hatte bereits seit mehreren Tagen tagtäglich gefröstelt, litt an starker Diarrhoe, hüstelte und war so schwach, daß er sich nicht mehr erheben konnte. Am Freitag blieb er ganz im Bette und zeitweilig verwirrten sich seine Gedanken; auch stellten sich öfters Schüttelkrämpfe ein, die jedoch ganz schmerzlos waren. Gestern hörte die Diarrhoe auf den Gebrauch von Tinct. Ratanhiae auf. Das Bewußtsein schwand immer mehr und die Schüttelkrämpfe wurden häufiger. Heute morgen war bereits voller Sopor und stertoröses Athmen eingetreten.

Oppolzer hat sich seit der im Jahre 1864 überstandenen Pneumonie nicht mehr erholt; seit zwei Jahren wurde er marastisch, seit einigen Monaten war er bereits ein Skelett. Die letzte Krankheit war entweder bloß ein fieberhafter Darmkatarrh oder akute Tuberkulose oder möglicherweise auch Typhus. Eine Milzschwellung war jedoch nicht vorhanden und der Tod ist wohl aus dem Marasmus allein zu begreifen.

Dein Bruder Josef

Eine scharfe Trennung von Anamnese, Befund und Urteil wurde noch nicht durchgeführt. Heute würde der Brief durch Labor-, Röntgen-,

EKG- u. a. Befunde drei- oder viermal länger sein. Der Aufbau wäre aber auch straffer, die Diagnose vermutlich mehr bestimmt.

Natürlich sind auch heute die meisten Arztbriefe sehr kurz, denn in der Mehrzahl der Fälle handelt es sich doch nur um wenig komplizierte Zusammenhänge. Ein Chirurg wird wegen einer von ihm versorgten Stirnplatzwunde in seinem Bericht nicht viel Worte machen. Solche Berichte unterscheiden sich dann auch nicht von dem knappen und vollständigen „Arztbrief", welcher der assyrische Arzt ARADNANA, etwa im 7. Jahrhundert v. Chr., auf einer Keilschrifttafel an seinen König geschickt hat (68):

„. . . betreffs des Patienten mit den Blutungen aus der Nase sagte der Rabmugi zu mir, daß gestern abend eine Blutung auftrat. Der Verband des Patienten ist nämlich ein chirurgischer Kunstfehler. Denn auf die Nasennüstern ist er befestigt, so daß die Atmung behindert und die Blutung dennoch durch den Mund nach hinten erfolgen kann. Lasse doch die Nase tamponieren, so wird der Luftdurchtritt ganz gehemmt und die Blutung wird abgeschlossen."

Obwohl täglich Tausende von Arztbriefen geschrieben werden, ist der Arztbrief nur selten der Gegenstand wissenschaftlicher Untersuchungen gewesen (9, 27, 44, 62, 83, 95). Nirgends ist festgehalten, welche Anforderungen an den Arztbrief insgesamt gestellt werden müssen und welche Regeln für seine Abfassung gelten.

Wenn man nun wissen möchte, wie der ideale Arztbrief aussehen soll, dann muß man sich zuerst darüber klar werden, welche Aufgaben er zu erfüllen hat. Dann gilt es festzustellen, inwieweit die gegenwärtigen Arztbriefe diesen Aufgaben gerecht werden.

Nun gibt es verschiedene Arten von Arztbriefen mit verschiedenen Aufgaben. In der Regel werden Arztbriefe dann geschrieben, wenn ein Patient zu einem anderen Arzt (meist Facharzt) überwiesen oder in das Krankenhaus eingewiesen wird. Diese Briefe sollen dem weiterbehandelnden Arzt die wesentlichen Informationen übermitteln und ihm damit die weitere Arbeit erleichtern. Danach werden die Ergebnisse dieser Untersuchung wiederum in Form eines Arztbriefes zusammengefaßt und zurückgeschickt.

Solche Arztbriefe können ganz auf eine schlichte Befundmitteilung reduziert sein. Man denke an Berichte von einem Röntgenarzt, der dem Allgemeinpraktiker einen szintigraphischen oder röntgenologischen Befund mitteilt. Es gibt einige Bestrebungen, solche Arztbriefe sogar in programmierter Form vom Computer erstellen zu lassen (15, 48, 51, 56, 63). Derartige programmierte Berichte werden dann vielleicht möglich sein, wenn es sich um einfache Befundmitteilungen handelt, in welchen keine komplizierten Zusammenhänge dargelegt werden müssen und auch die Person des Patienten keine Rolle spielt. Solche Berichte sind aber nicht Gegenstand der hier folgenden Betrachtungen zum

Arztbrief, obwohl es sich dabei letztlich auch nur um Arztbriefe, wenn auch in reduzierter Form, handelt.

Eine persönliche, auf den Adressaten bezogene Gestaltung einerseits (39) und eine die persönlichen Belange des Patienten andererseits berücksichtigende programmierte Berichterstattung ist noch nicht möglich. Ein programmierter Arztbrief würde auch sicher viele Möglichkeiten der persönlichen Kommunikation und der Darlegung origineller Gedanken verkümmern lassen.

Die ausführlichsten und umfangreichsten Arztbriefe kommen aus den Kliniken. Da dort meist alle Möglichkeiten der modernen Medizin eingesetzt und die Patienten oft Tage und Wochen beobachtet werden können, enthalten die *klinischen Arztbriefe* zwangsläufig auch die meisten Informationen.

Wenn man sich mit dem Arztbrief im allgemeinen beschäftigen will, untersucht man deshalb am besten die klinischen Arztbriefe. Nicht zuletzt muß man die klinischen Arztbriefe auch deshalb analysieren, weil jeder Arzt das Abfassen eines Arztbriefes am klinischen Arztbrief lernt. Wer einen korrekten klinischen Arztbrief schreiben kann, wird auch mit dem Arztbrief in der Praxis keine Schwierigkeiten haben.

Die *Aufgaben* des klinischen Arztbriefes kann man sich z. T. durch reines Überlegen klarmachen (S. 6). Man muß aber auch die Empfänger fragen, welche Wünsche sie haben und welche *Forderungen* sie an den klinischen Arztbrief stellen.

Deshalb habe ich *Fragebögen* über den klinischen Arztbrief an 1100 niedergelassene Allgemeinpraktiker, Internisten und Nervenärzte geschickt. Entsprechend betrafen die Fragen nur Arztbriefe aus internistischen und neurologisch-psychiatrischen Kliniken. Von diesen Fragebögen kamen 512 vollständig beantwortet zurück. Diese hohe Rücklaufquote spricht für das lebhafte Interesse der befragten Ärzte am Arztbrief. Auf die einzelnen Fragen und Antworten wird jeweils in den entsprechenden Kapiteln dieses Buches eingegangen.

Weiter habe ich während mehrerer Jahre einige tausend Arztbriefe aus verschiedenen Kliniken gesammelt. Einige Kollegen waren so freundlich und haben mir aus ihren Kliniken Arztbriefe gleich bündelweise zur kritischen Sichtung überlassen. Aus all diesen Briefen habe ich die häufigsten Fehler zusammengestellt und dann versucht, gewissermaßen durch die Elimination des Negativen, das Ideal eines Arztbriefes herauszuarbeiten.

POPPER (1966) hat angelehnt an KANT (Kritik der reinen Vernunft) die Objektivität wissenschaftlicher Sätze darin gesehen, daß sie *„intersubjektiv"* nachprüfbar sein müssen. Das heißt nun nicht, daß jeder Satz auch tatsächlich nachgeprüft werden muß. Damit wird aber gefordert, daß es in der Wissenschaft prinzipiell keine Sätze geben darf, die man einfach hinnehmen muß.

Das wichtigste Ergebnis der Analyse von Arztbriefen war, daß gerade gegen diese Grundforderung der Logik der Wissenschaft häufig verstoßen wird.

Nun kann man die Aussagen in Arztbriefen nicht unbedingt mit wissenschaftlichen Sätzen gleichsetzen. Wenn ein Physiker aufgrund von Meßdaten Schlüsse zieht, so kann man sowohl die Meßdaten nachprüfen als auch seine Schlüsse entweder nachvollziehen oder darin enthaltene Fehler aufdecken. Würde man aber klinische Befunde etwa mit solchen Meßdaten gleichsetzen wollen, müßte man bald feststellen, daß dies nur selten geht (S. 6, 100). Klinische Befunde sind öfters Feststellungen, denen sehr viel Subjektives anhaftet, manchmal handelt es sich sogar nur um bloße Eindrücke. Eine leicht geschwollene Milz tastet der eine, der andere nicht, die innere Unruhe oder die untergründige Angst eines Kranken empfindet der eine, dem anderen fehlt das Gespür dafür. Klinische Befunde sind oft auch Momentaufnahmen und unterliegen einer Dynamik, die häufig nur schwer faßbar ist. Auch dadurch wird die Nachprüfbarkeit erschwert oder gar aufgehoben.

Wenn man aber als Arzt schon mit diesem Problem umgehen muß, so sollte man gerade deshalb die Objektivität soweit wie nur irgend möglich anstreben und den Spielraum des eigenen Ermessens auf ein Minimum beschränken. *Aber gerade die verbliebenen Möglichkeiten zur Objektivität werden in den Arztbriefen nicht voll genützt.*

Die Forderung an Aussagen („Sätze") in der praktischen Medizin müßte dann etwas modifiziert lauten:

Das Subjektive des Arztes soll dann, wenn Aussagen zu Anamnese, Befund und Therapie gemacht werden – soweit es die Gegebenheiten auch nur irgend zulassen –, eliminiert werden. Die Nachprüfbarkeit muß wenigstens in Grundzügen gewährleistet bleiben. Jeder vermeidbare Subjektivismus in einer Aussage ist ein Denkfehler (S. 19, 29, 99).

Der Leser wird jetzt wohl fragen: Und wo bleibt die Intuition? Wo bleibt das intuitive Erkennen, ohne welches jeder Arzt im Alltag rettungslos verloren wäre?

Die Intuition bleibt dort, wo sie hingehört: ganz am Anfang des Erkenntnisvorganges (S. 106f.).

Die meisten Entdeckungen und wissenschaftlichen Erkenntnisse hatten einen intuitiven Ursprung. In der abschließenden Beschreibung und Zusammenfassung jedoch herrscht der trockene und sachliche Ton der Wissenschaft. Es wird nur über das Ergebnis berichtet und nur die Angaben werden gemacht, welche zum Nachprüfen oder Nachvollziehen nötig sind. Der eigentliche schöpferische Vorgang, die geistige Leistung bleibt unerwähnt.

Als KEKULÈ seine Benzoltheorie vorlegte, hat er von seinen Visionen im Halbschlaf nichts erwähnt. Hätte er berichtet, wie er dösend am Kamin saß, als vor seinem geistigen Auge plötzlich Atome herumgaukelten und sich gegenseitig auf bestimmte Weise mit ihren Armen festhielten und dann schließlich den Benzolring formten (112), wäre er in der wissenschaftlichen Welt wohl ausgelacht worden.

Durch dieses Buch wird uns ständig der KRITISCHE LESER begleiten. Er ist ein ätherischer, aber nichtsdestoweniger ein ziemlich unbequemer Geist, der uns beim Schreiben eines Arztbriefes ständig über die Schulter schaut. Er verlangt ein absolut diszipliniertes Denken und zweifelt prinzipiell jede Aussage an. Dem Verfasser eines Arztbriefes spricht er die Fähigkeit zur Intuition nicht ab, möchte aber nichts davon wissen, denn Intuition läßt sich für ihn weder nachvollziehen noch nachprüfen. Jede intuitive Erkenntnis will er begründet wissen (S. 106). Alles Subjektive, das vermeidbar ist, anerkennt er nicht. Jede Unbestimmtheit, die nicht als solche klar gekennzeichnet wird, ist ihm zuwider. Er hat eine ideale Sachkenntnis und kann deshalb jeden Satz kritisch *überprüfen*.

Andererseits aber kann der KRITISCHE LESER normalerweise nicht alles *nachprüfen*. Er setzt deshalb beim Verfasser des Arztbriefes voraus, daß dieser ein solides medizinisches Wissen besitzt und daß Anamnese und Befunde sachgerecht und sorgfältig erhoben worden sind. Er ist so kritisch, daß ihm bei einer unscharfen Darstellung von Befunden und Anamnese Zweifel kommen, ob bei deren Erhebung Sachverstand am Werke war.

Vielleicht ist dieser KRITISCHE LESER ein Teil des ärztlichen Gewissens, gewissermaßen ein Teil des „Über-Ich".

2 Aufgaben des Arztbriefes

Wie bei jedem anderen Brief ist die Hauptaufgabe des Arztbriefes die Unterrichtung des Empfängers. Der Arztbrief enthält für einen anderen Arzt Informationen im Sinne von Angaben und Gedanken über das Krankheitsbild eines Patienten. Wir wollen uns hier vorwiegend mit dem *klinischen* Arztbrief beschäftigen.

Die Aufgaben des klinischen Arztbriefes kann man in 3 Punkten zusammenfassen:

1. Information des Empfängers
2. Epikrise für das Krankenblatt
3. geistige Schulung des Briefautors

Wie soll nun diese *Information* aussehen? Die Fragebogenaktion hat gezeigt, daß die niedergelassenen Ärzte ein außerordentlich großes Interesse am klinischen Arztbrief haben. So lesen ca. 69% der befragten niedergelassenen Ärzte den klinischen Arztbrief sorgfältig durch, 36% immerhin schwerpunktsmäßig. Alle legen Wert auf eine Beurteilung, die meisten möchten die Diagnose genau begründet haben. Daraus ergibt sich die Feststellung, daß sich die niedergelassenen Ärzte in der Mehrzahl den Arztbrief logisch aufgebaut und mit einem abschließenden Urteil wünschen.

Dies ist natürlich für jeden wissenschaftlich denkenden Arzt eine Selbstverständlichkeit und hätte nicht durch eine Fragebogenaktion ermittelt werden müssen. Es geschah aber deshalb, da erstaunlicherweise viele Arztbriefe diese Grundbedingungen nicht erfüllen. Nicht wenige Ärzte beklagten sich in den Fragebögen unter der Rubrik „Bemerkungen" mehr oder weniger bitter, ironisch, teils auch resigniert, daß die Kliniker sich häufig scheuen würden, eine feste Stellung zu beziehen.

Ein Arztbrief sollte auch nicht nur als bloßer Informationsträger aufgefaßt werden. Er ist auch ein Mittel zur interkollegialen Kommunikation. Bei einer echten Kommunikation aber werden Informationen ausgetauscht, und man geht auf den jeweiligen Partner ein. Hier scheinen bei Arztbriefen gewisse Schwierigkeiten vorzuliegen und noch offene Wünsche zu bestehen. Etwa 47% aller Ärzte beklagen sich darüber, daß man auf ihre Fragen nur selten eingehe (S. 78).

Bei Arztbriefen sollte man gelegentlich auch daran denken, daß sie nicht nur in Krankenakten und Ambulanztaschen von Ärzten abgelegt werden, sondern daß sie auch auf verschiedenen Ämtern landen. Man findet sie in den Akten von Berufsgenossenschaften, Sozialversicherungsanstalten, Sozialgerichten, Versorgungsämtern usw. Im Gegensatz zum Gutachten jedoch muß der Arztbrief nicht so abgefaßt sein, daß er für medizinische Laien verständlich ist.

Die *zweite* wichtige Aufgabe des Arztbriefes neben der Information des Empfängers ist es, gleichzeitig auch die Funktion der *Epikrise* im Krankenblatt zu übernehmen. Unter Epikrise verstehen wir die abschließende kritische, wissenschaftliche Beurteilung eines Krankheitsbildes und Krankheitsverlaufes in Form eines Berichtes mit differentialdiagnostischen Überlegungen sowie Begründung der Diagnose. Damit dient der Brief im Krankenblatt wie auch in der Ambulanztasche des niedergelassenen Arztes zur raschen Orientierung, z. B. bei Wiederaufnahme des Patienten oder bei der Beantwortung auftretender Fragen.

Drittens hat der Arztbrief noch eine Nebenfunktion, die zwar von vielen nicht richtig erkannt wird, aber doch eine große Bedeutung hat. Der Verfasser eines Briefes wird dann, wenn er ständig bemüht ist, sich an alle logisch-wissenschaftlichen und stilistischen Prinzipien zu halten, zu einem klaren Aufbau und einer klaren Stellungnahme gezwungen.

Damit wird er aber auch gezwungen, über das zur Frage stehende Krankheitsbild noch einmal nachzudenken und es geistig vollständig zu durchdringen. Wem sind nicht schon wichtige Gedanken beim Abfassen eines Arztbriefes gekommen?

Der Erfahrene wird durch diese auch für ihn oft mühevolle Gedankenarbeit immer wieder aufs neue gefordert, der Anfänger wird ständig an dieser Aufgabe lernen. *So gesehen ist der Arztbrief eines der wichtigsten Elemente der Weiterbildung.* Demgegenüber tritt die Bedeutung des Arztbriefes in der Klinik als Dienstaufgabe weit in den Hintergrund.

Schlechte, in sich nicht schlüssige Arztbriefe sind immer der Ausdruck ungeschulten und unkritischen medizinischen Denkens. Die Qualität der Arztbriefe läßt sicher auch einige Rückschlüsse auf die Qualität der betreffenden Klinik oder Praxis zu, obwohl es diesbezüglich keine wissenschaftlichen Untersuchungen gibt. Man kann dies aber ableiten, da Zusammenhänge zwischen der Qualität von Krankenblättern und der entsprechenden Klinik erwiesen sind (32, 86). Mit Recht hat schon SEYFARTH 1935 darauf hingewiesen, daß der Arztbrief als die „Visitenkarte" eines Krankenhauses anzusehen sei.

Es wäre sicherlich keine schlechte Maßnahme, würde man in den konservativen Fächern zur Facharztanerkennung eine gewisse Anzahl von Arztbriefen zur Vorlage verlangen, gewissermaßen eine „Arztbriefsammlung", entsprechend dem Operationskatalog, welchen die Chirurgen vorweisen müssen.

3 Aufbau des Arztbriefes

Allgemeines

In einem privaten Brief an einen Freund kann man ruhig einmal darauf losschreiben, ohne nach einem genauen System vorzugehen. Will man den Freund aber von irgend etwas überzeugen, dann muß die Begründung in eine klare Form gebracht werden. Dies gilt auch für den Arztbrief, in dem wir ja einen Kollegen davon überzeugen müssen, daß unsere Diagnose, unsere Therapie und auch unsere Therapievorschläge wohl begründet sind. Dazu muß der Brief eine durchsichtige Form bekommen und nach logischen Prinzipien aufgebaut werden. Eine solche klare Form hat zusätzlich den Vorteil, daß der Leser sich rasch orientieren kann.

Gerade für den unerfahrenen Verfasser eines Arztbriefes ist es besonders wichtig, daß er ein klares und einfaches Gerüst für den Aufbau eines Arztbriefes in die Hand bekommt. Ein solches Gerüst bietet große Erleichterung, bedeutet aber auch Zwang. Dieser Zwang zur Form ist nichts Ungewöhnliches, auch große Künstler haben sich ihm unterworfen. Wieviel Leben spielt sich in einer nach strengen Formprinzipien angelegten Sonate Mozarts ab!

Nur der Künstler, welcher die Form beherrscht, darf sie gelegentlich sprengen. Auch beim Arztbrief darf nur der Könner, der die Prinzipien der Gestaltung beherrscht, aus der Form ausbrechen. Wenn man aber nicht von dem Grundprinzip abweichen will, daß der Aufbau eines Arztbriefes so gestaltet sein soll, daß die Schlußfolgerungen von jedem sachverständigen Leser (KRITISCHEN LESER) nachvollzogen werden können, dann gibt es allerdings nur wenig Möglichkeiten der Abwandlung. Der Arztbrief ist zum großen Teil ein wissenschaftlicher Bericht und hat mit Kunst nur teilweise etwas zu tun.

Es gibt eine schöne Sammlung sehr individueller und teilweise auch guter Arztbriefe aus älterer und neuerer Zeit (83). Diese Briefe, welche aber nur zum Teil mit den hier vertretenen Prinzipien übereinstimmen, sollten zumindest am Anfang *nicht* als Vorbild dienen.

Das Wesentliche bei einem Arztbrief, sei es ein Brief aus der Klinik oder aus einer Praxis, ist letztlich die Darstellung der durchgeführten Behandlung und der Vorschlag für das weitere therapeutische Vorgehen. Der *Therapievorschlag* ist die wichtigste Aussage, gewissermaßen der Höhepunkt, auf den letztes Endes alles zusteuert. Dennoch – den meisten Raum im Arztbrief nehmen die *diagnostischen Maßnahmen* ein. Wenn eine kausale Therapie möglich ist, dann immer erst nach der Diagnosestellung. Und die Diagnose, welche die Götter anscheinend vor die Therapie gesetzt haben, kostet den Arzt auch den meisten Schweiß.

Damit der KRITISCHE LESER den Therapievorschlag verstehen kann, muß er zunächst die Diagnose kennen. Daraus ergibt sich, daß man zuerst die *diagnostischen Maßnahmen* schildert; dann erst läßt man die Darstellung der Behandlung und den abschließenden Therapievorschlag folgen. Bevor man nun aber etwas über die Therapie aussagt, müssen alle Befunde bewertet, die Diagnose und die sich daraus ergebenden therapeutischen Maßnahmen begründet werden. Dies geschieht in der *Beurteilung*.

So ergibt sich der folgende Kern für den Aufbau eines Arztbriefes:

– diagnostische Maßnahmen
– Beurteilung
– Therapie und Therapievorschlag

Es hat sich mit Recht eingebürgert, daß der Arztbrief gewissermaßen eine Überschrift bekommt, nämlich die *Diagnose*. Manche Ärzte lehnen es ab, die Diagnose an den Anfang zu stellen und bringen sie am Schluß. Dies hat den Nachteil, daß der Leser nicht gleich den nötigen Überblick bekommt und meist zuerst einmal umblättern muß, weil er zunächst die Diagnose erfahren will.

Ein Brief liest sich viel leichter, wenn man von Anfang an schon weiß, auf was das Ganze zusteuert. Der KRITISCHE LESER möchte schon gleich von Beginn an jeden Satz daraufhin prüfen, ob er in Einklang mit der Diagnose zu bringen ist!

Von den 512 mittels Fragebogen befragten niedergelassenen Ärzten wünschten sich 82% die Diagnose am Anfang des Briefes, 18% am Schluß.

Bei manchen Arztbriefen findet man die Diagnose oft schon bei den Personalien außerhalb der Anrede aufgeführt. In den meisten Briefen aber steht die Diagnose gleich nach den einleitenden Worten auf einer neuen Zeile, etwas eingerückt, damit sie sofort ins Auge springt.

Es gibt keinen Grund, die Diagnose vor der Anrede, also außerhalb des eigentlichen Briefes zusammen mit den Patientendaten anzuführen. Die Personalien dienen nur zur Identifikation und die Diagnose, im Zusammenhang mit Patientendaten genannt, bekommt dann etwas den Anstrich eines Etiketts.

Die Stellung der *Beurteilung* im Arztbrief ist auch nicht einheitlich. Manche beginnen den Brief gleich mit der Beurteilung und bringen Anamnese und Befunde anschließend. Das hat den Vorteil, daß der

Leser sofort Bescheid weiß, hat aber den Nachteil, daß er dazu verführt wird, gleich in das Denkschema des Briefautors zu geraten.

Wenn man den Arztbrief etwa analog zu einem spannenden Bericht sehen will, dann ist es sicherlich psychologisch geschickter, den Höhepunkt bzw. die Auflösung ganz am Schluß zu bringen.

Von den befragten Ärzten wünschten allerdings nur 50% die Beurteilung ausdrücklich am Schluß, 36% war die Stellung gleichgültig, und 14% wollten sie am Anfang.

Um den eigentlichen Inhalt des Briefes (Diagnose, diagnostische Maßnahmen, Beurteilung, Therapie) ranken sich nun noch einige wichtige *Formalien*, die sowohl beim strohtrockenen Geschäftsbrief als auch beim feurigen Liebesbrief zu finden sind. Es sind dies:

– Anschrift des Absenders mit Datum
– Anschrift des (der) Adressaten, Bezug (Personalien)
– Anrede
– Einleitung
– abschließende Grußformel

Auch der eigentliche Kern des Arztbriefes, vor allem die *diagnostischen Maßnahmen*, werden im Arztbrief dann noch weiter aufgegliedert, um

Tabelle 1   Das Gerüst eines Arztbriefes.

Anschrift des Absenders (mit Telefonnummer) und Datum

Anschrift des Empfängers

Bezug (Patientendaten, Untersuchungsdatum, Dauer des stationären Aufenthaltes)

Anrede

Einleitung

DIAGNOSE

DIAGNOSTISCHE MASSNAHMEN

   Anamnese
   körperlicher und psychischer Befund

    Zusatzbefunde
    a) Laborwerte
    b) Röntgenbefunde
    c) elektrophysiologische Befunde (EKG, EEG usw.)
    d) Funktionsprüfungen (Lunge, Herz, Stoffwechsel)
    e) Ultraschalluntersuchungen, Endoskopie usw.

    Konsiliaruntersuchungen

BEURTEILUNG (mit Therapie und Verlauf)

THERAPIEVORSCHLAG, PROGNOSE

Grußformel

Unterschrift

eine bessere Übersichtlichkeit zu erzielen. Das gesamte Schema, nach dem ein Arztbrief aufgebaut werden müßte, zeigt Tab. 1.

Viele Ärzte beachten beim Diktieren von Briefen viel zu wenig, welche Möglichkeiten die Technik der Schreibmaschine bietet, um einen Text übersichtlich zu gestalten. Absätze, Zeilen einrücken, gesperrte Schrift, Großbuchstaben, einfache und doppelte Unterstreichungen erleichtern die rasche Orientierung und damit das Verständnis.

Im Notfall hat dann der Empfänger auch die Möglichkeit „diagonal" zu lesen. Er kann auch bestimmte, ihn vordringlich interessierende Befunde (Röntgen, EKG usw.), die Diagnose, die Beurteilung oder den Therapievorschlag mit einem Blick herausfinden.

Formalien

Anschrift des Absenders

Es ist eigentlich selbstverständlich, daß die Anschrift des Absenders, zumindest die der Klinik, der Ambulanz oder der Praxis angegeben wird. Aber wer hat sich nicht schon darüber geärgert, daß auf einer angeforderten Zweitschrift (Durchschlag) überhaupt nichts angegeben war? Solche Durchschläge ohne Briefköpfe sind eine ärgerliche Unart. Oft sind Verwaltungen mit daran Schuld, weil sie kleinkrämerisch die wenigen Pfennige scheuen, welche das Bedrucken des Durchschlagpapieres kostet.

Gelegentlich sind auch die Angaben im Briefkopf des Originals nicht vollständig. Besonders bei Großkliniken findet man lediglich die Anschrift des Klinikums, es fehlt jedoch die Angabe der Abteilung, aus welcher der Brief stammt. Oft werden dann die Angaben mühsam durch einen Stempel manuell ergänzt: ein Anachronismus mit Erinnerung an den Gebrauch von Siegel und Petschaft. Es ist kein Wunder, daß solche Stempel häufig auf den Durchschlägen fehlen.

In den Fragebogen wurde von sehr vielen Ärzten bemangelt, daß keine *Telefonnummer* angegeben sei bzw. nicht die Nummer, mit der man den zuständigen Arzt am besten erreichen könnte. Dies gilt vor allem für den vorläufigen Arztbrief, der ja beim Empfänger noch viele Fragen offen läßt.

In der Regel wird von der Sekretärin als *Datum* der Tag angegeben, an dem sie den Brief geschrieben hat. Manche Kliniker geben zusätzlich noch das Datum des Diktates an. Aus der Zeitspanne, welche zwischen den beiden Daten klafft, soll dann der Empfänger entnehmen, daß die verlängerte Übermittlungsdauer des Briefes durch widrige Umstände und nicht durch Säumnis des diktierenden Arztes entstanden ist. Dies bedeutet also in der Regel die unausgesprochene Bitte um Entschuldigung für die Verspätung des Arztbriefes.

Anschrift des Empfängers – Personalien

Die Anschrift des Empfängers muß auf dem Brief ebenfalls immer vollständig angegeben werden. Wenn der Brief an mehrere Ärzte geht, scheint es manchmal einige Unklarheiten darüber zu geben, wer eigentlich der Empfänger des Originalbriefes ist. Bei uns gilt in einem solchen Fall die Regel, daß immer der einweisende Arzt der Hauptadressat ist. Hat der Hausarzt den Patienten eingewiesen, bestehen also keine Zweifel. Wurde aber der Patient von einem Vertreter des Hausarztes oder einem ihm völlig unbekannten Notarzt eingewiesen, ist die Frage nicht mehr so einfach. Wir halten es dann so, daß der Hausarzt den Bericht im Original bekommt, der einweisende Notarzt oder der Vertreter die Durchschrift. Man kann ohne weiteres davon ausgehen, daß der Notarzt lediglich im Auftrag des Hausarztes die Einweisung vornahm.

In den Fragebogen beklagten sich sehr viele niedergelassene Ärzte, vor allem Internisten und Nervenärzte, darüber, daß sie öfters keinen Durchschlag des klinischen Arztbriefes bekommen würden. Der Arztbrief würde häufig an den einweisenden Hausarzt gerichtet und sie würden leer ausgehen, obwohl sie sogar die Einweisung empfohlen hätten. Ein solches Versäumnis entsteht in der Regel dadurch, daß in der Klinik die Anamnese mangelhaft erhoben wurde. Es wurde einfach der Einweisungsmodus nicht genau erfragt!

Eine Patientin wird z. B. vom Hausarzt wegen Kreuzschmerzen zum Gynäkologen geschickt. Dieser findet nichts und überweist zum Orthopäden. Der Orthopäde vermutet einen spinalen Tumor und schickt dann die Patientin weiter zum Neurologen. Dieser bestätigt die Diagnose und schlägt dann dem Hausarzt die stationäre Einweisung in eine Klinik vor. Man kann in einem solchen Fall fast sicher sein, daß ein oder zwei der Fachärzte – im schlimmsten Fall alle – keinen Durchschlag des Berichtes bekommen.

Um solche Pannen zu vermeiden, sollte man in den klinischen Anamnesebögen zum Ausfüllen eine Rubrik einfügen, die folgendermaßen aussieht:

Hausarzt:

Einweisender Arzt:

Weitere Ärzte, die mit
dem Pat. zu tun hatten:

Einweisungsmodus:

Es ist selbstverständlich, daß der Patient bei der Anamneseerhebung gefragt wurde, ob er damit einverstanden ist, daß die jeweiligen Ärzte einen Bericht bekommen.

Man kann nie zuviel Ärzten eine Durchschrift eines Arztbriefes schicken. Was macht es schon, wenn der eine oder andere einen Brief achtlos und ungelesen zu den Akten legt? Der Kollege aber, der einen Brief erwartet und keinen bekommt, ist mit Recht verärgert.

Wird ein Patient von einer Klinik in eine andere verlegt, *muß* immer ein Verlegungsbrief mitgegeben werden. Da natürlich nicht erwartet werden kann, daß gleichzeitig ein Entlassungsbericht an den einweisenden Kollegen geschickt wird, geht also der gleiche Bericht sowohl an den einweisenden Arzt als auch an die Klinik, welche den Patienten übernimmt. Wir gehen bei der Anschrift wieder davon aus, daß der einweisende Arzt das Vorrecht hat, und schicken ihm das Original des Briefes. Am Schluß jedoch richten wir immer noch einige Worte an den Zweitempfänger, indem wir uns z. B. auf die vorherige Absprache beziehen und uns evtl. auch für die Bereitschaft zur weiteren Diagnostik oder Behandlung bedanken.

Wenn man einen Brief in eine Klinik schickt, sollte man ihn immer an den Oberarzt oder Leitenden Arzt richten, auch wenn man telefonisch zuvor den Patienten bei einem Assistenzarzt angemeldet hat. Dieser hatte aber evtl. gerade Aufnahmedienst und wird mit dem Patienten gar nichts mehr zu tun haben. Weiterhin wechseln die Assistenten häufig. Die konstanteren Pole in einer Klinik sind doch die Oberärzte und der Leitende Arzt. Auch ist es gut, wenn gerade die Ärzte, welche die Hauptverantwortung tragen, immer informiert sind.

Kennt man niemanden in einer Klinik, so ist durchaus die Anschrift möglich:

> „An den weiterbehandelnden Arzt"

Hat man den Bericht an den Oberarzt oder Chefarzt gerichtet, sollte man den Zusatz „oder Vertreter" nicht versäumen. Ein anderer Kollege, der den Patienten zunächst ärztlich betreut, kann dann ohne Scheu den Brief öffnen. Umgekehrt sollte ein Brief, der ganz speziell an einen Arzt in einer Klinik gerichtet ist, den Zusatz „Persönlich" erhalten.

Bevor nun der eigentliche Brief beginnt, müssen noch die *Personalien* des Patienten angegeben werden. Name, Vorname, Geburtsdatum und Wohnort dürfen nicht fehlen. Im Laufe von Jahren sammeln sich in einer Praxiskartei oder einem Klinikarchiv Hunderte von Müllers, Meiers oder andere häufige Namen an, so daß oft nicht einmal das Geburtsdatum zur Differenzierung reicht. Das Datum der Untersuchung oder die Dauer des stationären Aufenthaltes sollte nicht fehlen.

Anrede

Zu Zeiten HAMMURABIS, des Königs der schreibfreudigen Babylonier (um 2000 v. Chr.), war die Anrede in einem Brief kein Problem. Damals begannen die Briefe immer mit dem gleichen Satz: „Zu N. sprich". So schrieb ein Bruder, der sich eine Frau genommen hatte, an seine Schwester (10):

„Zu Bisû sprich: also sagt Ammûnasier:
die Ruttu habe ich bekommen, und sie hat mir wahrlich Ehre bereitet. . .
Wenn du die Ruttu nicht vor dich läßt, so bist du nicht mehr meine
Schwester."

Im früheren Deutschland (108), aber auch zum Teil heute noch ist die
Anrede in einem Brief sehr streng geregelt. In manche Fußangel kann
man im Gewirr von Titeln, Amtsbezeichnungen und besonderen Anreden geraten. In der Medizin hat man es zum Glück etwas leichter. Mit
der Anrede

„Sehr geehrter Herr Kollege"

macht man selten etwas falsch. Selbst ein weltbekannter Ordinarius
dürfte über eine solche Anrede nicht unbedingt indigniert sein. Man
sollte in solchen Fällen aber nicht unbedingt die ärztliche Kollegialität
zu stark strapazieren. Ein junger Arzt wird durchaus einen Professor mit
seinem Titel anreden. Ob man im Arztbrief mehr die kollegiale oder
mehr die förmliche Anrede wählt, hängt ganz vom Taktgefühl ab und
läßt sich schlecht in Regeln fassen. Häufig gebrauchte Anreden wie
„Sehr geehrter Herr Oberarzt" oder „Sehr geehrter Herr Chefarzt"
klingen etwas verstaubt.

Ob man „Sehr verehrte Frau Kollegin Schulze" oder „Liebe Frau
Kollegin Schulze" schreibt, hängt natürlich davon ab, wie gut man mit
der betreffenden Kollegin bekannt ist. Es bestehen keine Unterschiede
zum Privatbrief.

Gewisse Schwierigkeiten treten beim klinischen Arztbrief in der Anrede
dann auf, wenn mehrere Ärzte den Brief unterschreiben. Der Adressat
kann z. B. dem mitunterschreibenden Leitenden Arzt so gut bekannt
sein, daß dieser alleine schreiben würde: „Lieber Franz". Für den
Assistenzarzt, der den Brief diktiert hat, ist der „Liebe Franz" jedoch
eine so hochgestellte Persönlichkeit, daß er schreiben würde: „Sehr
geehrter Herr Professor N.".

Man hält es in solchen Fällen so, daß der Assistenzarzt die Anrede
gebraucht, die für ihn angemessen ist. Umgekehrt, wenn dem gegen-
zeichnenden Leitenden Arzt der Adressat unbekannt ist, es sich aber um
den besten Freund des Assistenzarztes handelt, so kann es nicht lauten:
„Lieber Robert", sondern es kommt nur die Anrede in Frage, welche für
den Leitenden Arzt angemessen wäre, z. B. „Sehr geehrter Herr Kollege
N.". Das heißt also, die vertraute Form der Anrede fällt dann weg,
wenn sie nicht für alle zutrifft, welche den Brief unterschreiben.

Handelt es sich um einen Patienten aus einer Gemeinschaftspraxis und
man weiß nicht, von welchem der beiden Ärzte die Einweisung stammt
– die Unterschrift ist ja traditionsgemäß unleserlich – so redet man am
besten beide Praxisinhaber an: „Sehr geehrte Frau Kollegin Müller, sehr
geehrter Herr Kollege Müller".

Einleitung

Es ist üblich, daß man sich bei dem einweisenden oder überweisenden Arzt bedankt. Leider ist dieses Dankeschön in der Einleitung durch den stereotypen Gebrauch meist zu einer reinen Floskel degeneriert und erinnert etwas an die „Komplimentierart" (108), die im 17. Jahrhundert herrschte. Der Kliniker bedankt sich bei dem niedergelassenen Arzt gerne für das Vertrauen, das dieser ihm entgegengebracht hat. Vor allem ist der Dank dann gerechtfertigt, wenn der einweisende Arzt seinen Patienten auch in eine andere Klinik hätte schicken können. Aber oft gibt es gar keinen Grund zum Dankeschön. Wenn z. B. eine Noteinweisung erfolgt und der Hausarzt sich für die „prompte Aufnahme" bedankt, weil er schon in drei Kliniken vergeblich versuchte seinen Patienten unterzubringen, ist es sicherlich nicht nur unnötig, sondern sogar paradox, sich für die Einweisung dann im abschließenden Arztbrief zu bedanken. Auch wenn die Einweisung eines Patienten aus rein sozialer Indikation erfolgte – was ja oft gar nicht zu vermeiden ist – dann sind im Herzen des Klinikers eher Gefühle verhaltenen Grolls als Gefühle des Dankes entstanden. Sich in einem solchen Fall auch noch routinemäßig für die Einweisung zu bedanken, spricht zwar nicht gerade für Heuchelei, aber doch für einen ganz unüberlegten Einleitungssatz. Auch im Arztbrief sollte die Höflichkeit nicht zur Routine werden und schon gar nicht zum „zierlichen Betrügen", wie WILHELM BUSCH es genannt hat.

Um den Dank im Arztbrief etwas aufzuwerten, sollte man sparsam damit umgehen. Viele klinische Arztbriefe beginnen ganz neutral mit:

> „Nachstehend berichten über Ihren Patienten Herrn N. N."

Oder es lautet einfach:

> „Wir berichten über Ihren Patienten Herrn N. N."

In einen solchen Einleitungssatz kann man auch die Patientendaten und die Dauer des stationären Aufenthaltes einbauen, etwa:

> „Wir bedanken uns für die Einweisung des Patienten Herrn N. N., geb. 10. 07. 38, der vom 08. 10.–23. 10. 82 in unserer stationären Behandlung war."

Wenn diese Daten schon vor der Anrede angeführt wurden, erübrigt sich die nochmalige Angabe. Den vollen Namen des Patienten jedoch sollte man trotzdem noch einmal nennen und sich nicht auf den „obigen" Patienten beziehen (S. 83).

In neuerer Zeit hat es sich eingebürgert, daß häufig gebrauchte Anreden und Redewendungen auf dem Briefpapier schon vorgedruckt sind. Damit werden eigentlich die gebräuchlichen persönlichen Höflichkeitsformeln, die ja zum Teil auch den Brief als solchen charakterisieren, ad absurdum geführt. Der Arztbrief ist ja ein Mittel der Kommunikation zwischen den Ärzten und soll auch die kollegiale Beziehung aufrechter-

halten und vertiefen. Es ist eigentlich ein Unding, wenn schon vorgedruckt dasteht:

> „Sehr geehrte(r) Frau/Herr Kollegin/Kollege. . .
> (Zutreffendes bitte unterstreichen)"

Alles Persönliche geht so verloren. Wenn es dann weiter vorgedruckt
noch heißt:

> „Wir bedanken uns für die freundliche Einweisung des/der Patienten(in)
> Herrn/Frau. . ."

dann bekommt der Arztbrief den Charakter eines starren Formulars.

Wenn man der Sekretärin diese wenigen persönlichen Anredeformeln
nicht mehr zumuten kann, so wäre es besser, ganz darauf zu verzichten.
Eine protokollartige Mitteilung wäre ehrlicher als ein pseudo-persönli-
cher Brief mit vorgedruckten Höflichkeitsformeln.

Abschluß des Briefes

Wie alle Briefe wird der Arztbrief mit einer Grußformel und der
Unterschrift abgeschlossen. Auch hier gibt es verschiedene Spielarten.

Übliche Grußformeln lauten: „Mit freundlichen kollegialen Grüßen",
„Mit hochachtungsvollen Grüßen", „Mit freundlichen Grüßen" oder
auch „Ihr sehr ergebener" usw.

Wird der Brief von mehreren Ärzten unterschrieben, heißt es nicht Ihr,
sondern *Ihre*.

Bei den vorläufigen, meist handgeschriebenen Arztbriefen sollte darauf
geachtet werden, daß die *Unterschrift gut leserlich* ist. Der Empfänger
hat nämlich sonst keine Möglichkeit, den Absender zu identifizieren,
was besonders bei einer dringlichen telefonischen Rücksprache sehr
unangenehm sein kann. Die Unterschrift soll in einem solchen Fall nicht
wie die beim Scheck zum Beweis der Identität des Unterschreibenden,
sondern nur zu dessen Identifizierung dienen. Wenn ein Stempelauf-
druck oder maschinengeschriebener Namenszug im vorläufigen Arztbrief fehlt, ist eine unleserliche Unterschrift eine Zumutung für den
Empfänger.

Dies gilt für alle Arten des handschriftlichen Verkehrs in der Medizin.

4 Anamnese im Arztbrief

Bedeutung der Anamnese

Die Anamnese, hierin sind sich alle Ärzte einig (2, 14a, 42, 45, 66, 88a, 98, 105), ist ein unabdingbarer Grundpfeiler für die Diagnostik. Deshalb ist es um so erstaunlicher, daß man in den Arztbriefen immer wieder den Satz lesen kann: „Die Vorgeschichte dürfen wir als bekannt voraussetzen." Wie um ein schlechtes Gewissen zu betäuben, wird die Anamnese gelegentlich sogar noch als „bestens" bekannt vorausgesetzt. Ein Satz dieser Art ist meist nicht nur der Ausdruck einer unentschuldbaren Bequemlichkeit, sondern zeigt auch die bedauerlich weitverbreitete Geringschätzung der Anamnese.

Daß der vielbeschäftigte niedergelassene Arzt die Anamnesen von 800–1600 Patienten im Quartal so genau im Kopf hat, darf sehr bezweifelt werden. Aber auch wenn man die Anamnese als bekannt voraussetzen könnte: Sie müßte trotzdem im Arztbrief des Klinikers erscheinen. Der Arztbrief wird ja nicht nur an den Hausarzt, sondern oft noch an eine Reihe anderer Ärzte geschickt, welche mit dem Patienten schon einmal zu tun gehabt haben. Es ist unwahrscheinlich, daß auch diesen Ärzten die Vorgeschichte so gegenwärtig ist.

Weiter sollte man daran denken, daß der Hausarzt, auch wenn er z. Zt. die Vorgeschichte noch im Kopf haben sollte, in einigen Jahren oder auch schon früher sich nicht mehr genau daran erinnern kann.

Der Arztbrief stellt auch gleichzeitig die Epikrise für das Krankenblatt dar und soll bei der Wiederaufnahme des Patienten in die Klinik zur raschen Orientierung dienen. Der *wichtigste* Grund aber, warum die Anamnese nicht fehlen darf, ist ein anderer:

Die Anamnese im Arztbrief ist die strukturierte Zusammenfassung einer Vielzahl anamnestischer Daten aus dem Krankenblatt. Gemäß dem Prinzip, daß die Diagnose für den KRITISCHEN LESER nachvollziehbar oder anzweifelbar sein soll, müssen diejenigen Angaben des Patienten angeführt werden, welche in die diagnostischen und differentialdiagnostischen Erwägungen einbezogen wurden.

Auch entspricht die Anamnese im klinischen Arztbrief nicht der bei der Aufnahmeuntersuchung; sie wurde während des diagnostischen Prozesses immer wieder ergänzt und überprüft. Überraschende Untersuchungsergebnisse, wie etwa ein Herzgeräusch, veranlassen zu erneuten

Fragen, z. B. nach einem durchgemachten rheumatischen Fieber. Eine wenige Tage nach der Aufnahme festgestellte Leberschädigung bei einem Patienten, der zur Klärung von Rückenschmerzen kommt, wird den Arzt nach einer durchgemachten Hepatitis oder vermehrtem Alkoholkonsum fragen lassen.

So besehen *kann* ein solcher spezieller Auszug aus der Anamnese dem einweisenden Arzt *nicht* bekannt sein. Dieser kann ja gar nicht wissen, welche Gewichtung der Kliniker den einzelnen Elementen der Anamnese gegeben hat.

Aus Gründen der Übersichtlichkeit sollte die Anamnese im Arztbrief so kurz wie möglich sein. Dies erfordert vom Autor des Briefes eine diffizile Sachkenntnis und viel Konzentration. Drei Zeilen können aussagekräftiger sein als eine halbe Seite. Aber die Formulierung dieser drei Zeilen hat evtl. dennoch mehr Zeit in Anspruch genommen als das Herunterdiktieren einer halben Seite unstrukturierter anamnestischer Daten.

Je begründeter und klarer die Diagnose, desto spärlicher können die anamnestischen Angaben sein. Ist man nur zu einer Verdachtsdiagnose gekommen oder ist das Krankheitsbild sogar gänzlich unklar geblieben, dann muß die Anamnese um so ausführlicher referiert werden. Die differentialdiagnostischen Gedanken des KRITISCHEN LESERS sollen nämlich eine gleichwertige Ausgangsposition bekommen und evtl. auch andere Wege gehen können als die des Briefautors.

Geht es z. B. um einen 60jährigen Mann, welcher von einem Kirschbaum stürzte und einige Zeit bewußtlos war, dann wenige Tage später in der Klinik wieder zu sich kam, kann die Anamnese u. U. ganz kurz gehalten werden, wenn z. B. von einem Bekannten beobachtet wurde, daß die Sprosse der Leiter gebrochen war und der Patient einfach abstürzte.

Gibt in einem ähnlichen Fall der Patient an, daß er vor seinem Sturz sich unwohl fühlte und es ihm plötzlich schwarz vor den Augen geworden sei, dann muß die Vorgeschichte sehr viel ausführlicher wiedergegeben werden, da der Sturz ja offensichtlich aus innerer Ursache geschah, die es zu ergründen gilt.

Anamnese heißt eigentlich „Erinnerung". PLATO verstand unter dieser Erinnerung die Erkenntnis, weil jede Erkenntnis ein Sicherinnern der Seele an die Ideen sei. Nach PLATO (Theaetetos) benützte SOKRATES dazu die Maeeutik, die „Hebammenkunst". Durch geschicktes Fragen erreichte er, daß die in seinem Gesprächspartner ruhende Anamnese (= Erkenntnis) diesem bewußt wurde. SOKRATES stellte die Fragen, ohne selber Antworten zu geben. Seine Fragetechnik war darauf ausgerichtet, Vorurteile, unkritisch übernommene Denkschemen und tradierte Pseudoerkenntnisse zu entlarven.

Diese sokratische Maeeutik übernehmen wir Ärzte ja in nur wenig abgewandelter Form, um aus unseren Patienten die Anamnese, d. h. das verborgene Wissen um ihre Krankheit, herauszuholen. Und wie SOKRA-

TES es tat, müssen wir jede eigene Interpretation unterlassen, jede Unschärfe einer Feststellung des Patienten durch geschicktes Fragen vom *Patienten selbst* präzisieren lassen. Diese dialektische Kunst trennt das Wesentliche vom Unwesentlichen und ergibt uns dann ein Bild der Krankheit *unseres Patienten, nicht der Krankheit an sich.*

Um die Krankheit an sich, d. h. die abstrakte Krankheit, zu erfassen, bedarf es zusätzlicher naturwissenschaftlicher Methoden, nämlich die Erhebung der einzelnen Befunde.

Darstellung der Anamnese

Prinzip der objektiven Schilderung

Man referiert die Angaben des Patienten immer in der *indirekten* Rede. So heißt es z. B.:

> „Der Patient gab an, er *habe* seit etwa 3 Wochen stechende Schmerzen in der Herzgegend."

Häufig findet man aber die gleiche Information als Tatbestand folgendermaßen referiert: „Der Patient *hat* seit drei Wochen stechende Schmerzen in der Herzgegend." Die Angaben des Patienten, welche ja nur subjektiver Natur sind, bekommen so einen ungerechtfertigt objektiven Anstrich. Der Autor des Arztbriefes hat somit eine gewisse Beurteilung vorgenommen. Eine solche Beurteilung ist aber weder in der Anamnese noch im Befund zulässig. Der KRITISCHE LESER braucht in der Anamnese und im Befund nur Fakten, ein Urteil will er sich selber bilden.

Die Notwendigkeit, anamnestische Angaben in der indirekten Rede zu referieren, wird ganz offensichtlich, wenn z. B. bei einem Patienten, der unter einer Alkoholkrankheit leidet, festgestellt wird: „Er trinkt abends eine Flasche Bier." Auch hier wurde eine Feststellung vorgenommen, die dem Autor selbst sicherlich gar nicht recht ist, da er den Patienten als alkoholkrank bezeichnet hat. Ganz unverfänglich wäre die Angabe wie folgt referiert worden:

> „Er trinke abends eine Flasche Bier."

Als Ausdruck des Zweifels an den Angaben des Patienten kann man in den Arztbriefen oft das Wort „angeblich" finden. So lautet z. B. der Satz dann: „Er trinke abends angeblich eine Flasche Bier." Der Gebrauch des Wortes angeblich ist in dieser Form falsch. Angaben, die in der indirekten Rede vorgebracht werden, sind immer nur „angeblich". Das Wort angeblich soll den Zweifel des Arztes an den Angaben des Patienten zum Ausdruck bringen. Hiermit fließt aber wiederum eine Bewertung des Arztes in die Anamnese ein, was prinzipiell vermieden werden muß.

Die Zweifel des Arztes an den Angaben des Patienten können – wenn überhaupt – sehr viel neutraler ausgedrückt werden:

„Trotz mehrfachen Befragens beharrte der Patient darauf, daß er nur eine Flasche Bier am Abend trinke."

Hier bleibt die nötige Unparteilichkeit noch gewahrt. Die Zweifel des Untersuchers werden zwar signalisiert, die Beharrlichkeit des Patienten in seinen Angaben aber ebenfalls zum Ausdruck gebracht. Sollte der KRITISCHE LESER aus irgendwelchen Gründen an der Alkoholkrankheit des Patienten zweifeln, so hätte er auch sein Argument.

Nur durch den Gebrauch der indirekten Rede bei der Wiedergabe der Anamnese kommt die nötige Distanz des Untersuchers zum Ausdruck. Der Indikativ (Wirklichkeitsform) drückt immer aus, daß der mit einer Verbform genannte Vorgang tatsächlich und wirklich ist (22). Eine solche Wirklichkeit muß nachgeprüft sein, was aber bei der Anamnese nicht der Fall ist.

Wenn man sich das Prinzip zueigen macht, bei der Darstellung von Anamnese und Befund auf jede Bewertung zu verzichten, werden viele Fehler vermieden. Ganz ideal läßt sich dieses Prinzip nicht verwirklichen. Schon die Reihenfolge, in der man bestimmte anamnestische Daten aufführt, überhaupt schon deren Auswahl stellt eine Beurteilung dar, die verborgen in den Arztbrief einfließt. Der KRITISCHE LESER kann diese latente Subjektivität nicht erkennen. Die Chancen, sich ein vollständig eigenes Urteil zu bilden, sind für ihn somit beschränkt. Sein diagnostisches Denken wird in eine ganz andere Richtung gelenkt, als es vielleicht der Fall gewesen wäre, wenn er selbst die Anamnese erhoben hätte.

Eine derartige Beeinflussung des KRITISCHEN LESERS ist jedoch nicht zu vermeiden, sie ist gewissermaßen systemimmanent. Um so mehr gilt es, dem KRITISCHEN LESER jede nur vermeidbare Subjektivität zu ersparen.

Vermeiden von Fachausdrücken

Ein häufiger Fehler, den man bei der Darstellung der Anamnese im Arztbrief findet, ist die Verwendung von *Fachausdrücken*. Ein Fachausdruck in der Anamnese ist nicht nur deshalb unzulässig, weil der Patient im allgemeinen keinen Fachausdruck benützt, sondern auch, weil Fachausdrücke meist schon einen wertenden Charakter haben. So ist z. B. in der Anamnese der Satz: „In den letzten drei Wochen habe er viermal eine *Synkope* gehabt", ganz unzulässig. Die zur Frage stehenden Bewußtlosigkeitszustände werden schon als Synkopen klassifiziert. Diese Wertung ist ganz unangebracht, auch wenn sie z. B. im Rahmen eines Karotissinussyndromes stimmen sollte. Es müßte an dieser Stelle folgendermaßen heißen:

„In den letzten drei Wochen seien viermal Zustände aufgetreten, beginnend mit Schwarzwerden vor den Augen und anschließender kurzer Bewußtlosigkeit. Er sei jeweils auf den Boden gestürzt, ohne sich zu verletzen. Seine Frau habe gesagt, das Ganze habe nur eine Minute gedauert, er sei immer regungslos am Boden gelegen und dabei ganz blaß im Gesicht gewesen. "

Der KRITISCHE LESER wird dem Autor des Briefes an späterer Stelle sicherlich beipflichten, wenn er diese Zustände dann als Synkopen bei einem Karotissinussyndrom klassifiziert.

Hätten in diesem Fall die Angaben der Ehefrau etwa so gelautet, daß der Patient sich längere Zeit unruhig auf dem Boden hin- und hergewälzt habe, dann hätte der KRITISCHE LESER doch einige Gründe gehabt, an der Diagnose eines Karotissinussyndromes zu zweifeln, auch wenn der Karotisdruckversuch positiv war. Er würde dann z. B. bei den differentialdiagnostischen Erwägungen bemängeln können, daß z. B. die Diagnose von psychogenen Anfällen nicht in Erwägung gezogen wurde.

Man sollte auch dann keine medizinischen Fachausdrücke bei der Wiedergabe der Anamnese benützen, wenn diese bezüglich einer Diagnose keine richtungsweisende Tendenz haben. Der Satz: „Er habe vor zwei Tagen plötzlich einen stechenden Schmerz in der rechten *Thorax*-hälfte bekommen", klingt sinngemäß auch nicht anders, als wenn das Wort „Brustkorb" benützt worden wäre. Mit größter Wahrscheinlichkeit aber hat der Patient nur gesagt, daß er Schmerzen in der *Brust* habe. Damit meinte er letztlich die vordere Thoraxpartie. Hätte er die hintere Thoraxpartie gemeint, so hätte er mit größter Wahrscheinlichkeit von „Rücken" gesprochen. Man sieht – irgendwelche andere Begriffe zu benützen als die, welche der Patient verwandte, oder gar ein Versuch, diese in die Fachsprache zu übersetzen, kann nur Nachteile bringen. Die Darstellung wird dadurch unexakt.

Medizinische Fachausdrücke in der Anamnese sind nicht nur unnatürlich und falsch, sondern können auch äußerst komisch wirken. So lautete die Wiedergabe der Anamnese in einem Arztbrief aus einer gynäkologischen Klinik folgendermaßen: „Früher habe sie eine Amenorrhoe gehabt. Da sich ihre ovarielle Dysfunktion gelegt habe, sei sie mittlerweile Multipara geworden. "

Vermeiden ungenauer Ausdrücke des Patienten

Häufig werden bei der Wiedergabe der Anamnese ungenaue Ausdrücke des Patienten referiert. Dies zeigt, daß die Technik der Anamneseerhebung nicht ganz beherrscht wurde. Jeder informationsarme oder vieldeutige Ausdruck des Patienten muß weiter analysiert werden. Patienten benützen oft Ausdrücke wie Schwindelgefühl, Unwohlsein, komisches Gefühl, Kreuzschmerzen, Kopfschmerzen usw. Solche ungenaue Begriffe sollten im Arztbrief nicht erscheinen, es sei denn, sie werden näher eingegrenzt. Wenn man referiert, daß ein Patient seit drei Wochen *Schwindelgefühle* habe, ist dies für sich allein fast wertlos. Hinter dem

Begriff „Schwindelgefühl" können sich völlig verschiedene Krankheitsbilder verbergen. So könnte es sich um eine labyrinthäre Störung
handeln, genausogut jedoch könnte eine Tiefensensibilitätsstörung bei
einer Polyneuropathie vorliegen, die ja zu einer Unsicherheit auf den
Beinen führt und häufig vom Patienten als Schwindel bezeichnet wird.
Weiter könnte sich dahinter auch eine neurotische Störung verbergen.
Wie oft kommt es vor, daß der Begriff „Schwindel" kritiklos vom Arzt
übernommen wird, wenn der Patient berichtet, daß er „Schwindel"
habe, wenn er auf die Straße gehe. Oft wird vergessen zu fragen, ob
dieser „Schwindel" auch im Wohnzimmer auftrete. Durch weiteres
Befragen hätte man leicht herausbringen können, daß es sich nicht um
einen Schwindel im eigentlichen Sinne handelt, sondern um ein unbe-
stimmtes Angstgefühl bei Platzangst.

Es ist häufig wichtig, vom Patienten spontan vorgebrachte Äußerungen
im Arztbrief festzuhalten, da sie oft besonders bildhaft sind, aber auch
dazu dienen, die Persönlichkeit zu charakterisieren:

> „In ihrem Kopf sei ein dauerndes Pochen, Hämmern und Bohren, als ob ,zwei
> Männer darin etwas reparieren wollten' (neurotische Patientin mit psychoge-
> nen Kopfschmerzen)."

> „Bei der Gartenarbeit habe sie plötzlich einen furchtbaren Schmerz im
> Hinterkopf verspürt und das Gefühl gehabt, als ob etwas ,gerissen' sei
> (Patientin mit Subarachnoidalblutung)."

> „Sein Gehirn liege im Kopf verdreht wie ein nasses Handtuch, das ausgewun-
> den werde. Durch seinen ganzen Körper ziehe ständig ein vibrierendes
> elektrisches Reißen (Patient mit koenästhetischer Schizophrenie)."

Es kommt häufig vor, daß Patienten von sich aus medizinische Fachausdrücke benützen. Selbstverständlich müssen solche Begriffe wie „rheu-
matische Beschwerden", „Gallenkolik", „Ischias" „Angina pectoris"
usw. näher erfragt werden.

Immer häufiger gibt es Patienten, welche, vor allem wenn sie schon eine
psychotherapeutische Behandlung hinter sich haben, sich einer ausge-
sprochen psychologisierenden Ausdrucksweise bedienen. Übernimmt
man einmal einen solchen Fachausdruck, dann sollte man ihn in Anfüh-
rungszeichen setzen, um Mißverständnissen vorzubeugen.

Auch bei einem Kollegen als Patient sollte man auf Fachausdrücke
verzichten und auf einer präzisen Beschreibung bestehen.

Vermeiden von überflüssiger Information

Ein Arztbrief muß nicht unbedingt kurz sein, aber immer so knapp wie
möglich gehalten werden. Oft sind jedoch die Arztbriefe vollgepfropft
mit *unnötigen anamnestischen Daten*. Da erfährt man z. B. über einen
70jährigen Patienten, der wegen eines Herzinfarktes eingeliefert wurde,

daß ihm seine Kinderkrankheiten nicht mehr erinnerlich seien, oder über einen 12jährigen Jungen, dem der Blinddarm entfernt wurde, daß er mit 6 Jahren Windpocken hatte. Liebevoll wird oft festgehalten – z. B. bei einem Patienten mit Hepatitis –, daß vor 25 Jahren eine Tonsillektomie durchgeführt worden sei und daß er vor zwei Jahren den linken Zeigefinger in eine Schleifmaschine gebracht habe. Solche Informationen, die im Krankenblatt natürlich nicht fehlen dürfen, haben im Arztbrief nichts zu suchen.

Der Grund, warum solche Ballaststoffe in den Arztbriefen mitgeschleift werden, ist zweifelsohne der, daß man heute die Briefe ja nicht mehr handschriftlich niederlegt, sondern ins Mikrofon diktiert. Und das Mikrofon ist geduldig! Es nimmt alles auf, was ein unkonzentrierter Doktor ihm so anvertraut.

Obwohl in unserer Klinik auf einen straffen Stil Wert gelegt wird, konnten an 100 aufeinanderfolgenden Briefen, die daraufhin durchgeschaut wurden, glatt 20% unnötige Informationen, Füllmaterial und Redewendungen gestrichen werden. Bei 2000 Briefen im Jahr ist dies fast eine halbe Schreibkraft!

In Briefen aus Kliniken, die einen gewissen „Arztbriefkult" pflegen und wo zumindest die jüngeren Assistenten ihre Arztbriefe handschriftlich zur Korrektur vorlegen müssen, findet man kaum ein unnötiges Wort. Hier kann man allerdings das gegenteilige Phänomen beobachten: Die Informationen werden zu schütter.

Eine gewisse Gefahr, Überflüssiges mitzuteilen, ergibt sich aus dem Gebrauch von *Negativangaben*. Wir wollen darunter Angaben verstehen, die besagen, daß bestimmte Dinge *nicht* vorliegen oder sich *nicht* ereignet haben. Dies sind z. B. Angaben wie, daß keine Erbleiden vorliegen würden, daß der Patient kein Raucher sei, daß er keine Tuberkulose durchgemacht habe usw. Solche Negativangaben können für das Verständnis einer Diagnose sehr wichtig sein. Wenn ein Patient z. B. unter epileptischen Anfällen leidet, deren Ursache man nicht klären konnte, so sollte man schon die von dem Patienten erfragten Angaben mitteilen, daß er nie eine Schädel-Hirn-Verletzung erlitten habe und daß ihm über seine Geburt nichts Nachteiliges bekannt sei. Man weiß, daß nach traumatischen, besonders auch geburtstraumatischen Schädigungen zerebral-organische Anfälle auftreten können. Durch solche Negativangaben kann dem KRITISCHEN LESER signalisiert werden, daß man an die verschiedenen Möglichkeiten gedacht hat. Die gleichen Angaben bei einem Patienten, dessen Anfälle durch einen Hirntumor erklärt werden können, wären völlig überflüssig gewesen.

Im allgemeinen ist die Gefahr, bei der Anamnese zu viele Negativangaben zu machen, nicht so groß wie die Gefahr, zuviele Positivangaben festzuhalten. Dies kommt daher, daß man bei der Erhebung der Anamnese Positivangaben vom Patienten oft spontan erhält, Negativangaben aber fast immer aktiv aus ihm „herausfragen" muß.

Eine Menge überflüssiger Ballastinformationen kann man sich ersparen, wenn man beim Diktat jeden Satz darauf prüft, ob die Information für den KRITISCHEN LESER zum Verständnis der Persönlichkeit des Kranken und zum Nachvollziehen der Diagnose wichtig ist.

Dieser Abschnitt war übrigens in seiner ursprünglichen Fassung fast doppelt so lang.

Verschiedene Formen der Anamnese

Unter der Anamnese versteht man sowohl den Vorgang der Anamneseerhebung selbst als auch die Summe der anamnestischen Daten, also das Ergebnis der Anamneseerhebung. Es hat sich eingebürgert, verschiedene Formen der Anamnese zu unterscheiden. So kennt man die *frühere Anamnese*, oft auch Eigenanamnese (E. A.) genannt, die *aktuelle Anamnese*, oft auch als jetzige Anamnese (J. A.) bezeichnet, die *Familienanamnese*, die *Sozialanamnese* und die *biographische Anamnese*. Je nach Krankheitsbild, Fachrichtung oder Zielsetzung einer Klinik kennt man noch die gynäkologische Anamnese, vegetative Anamnese, Medikamentenanamnese, Alkoholanamnese, Ernährungsanamnese usw.

Während im Krankenblatt bezüglich jeder dieser Formen von Anamnesen möglichst in Abschnitten getrennt Notizen niedergelegt sind, soll im Arztbrief nur das erscheinen, was für die Diagnose, Therapie, Rehabilitation oder für das Verständnis der Persönlichkeit von Bedeutung ist. Im Arztbrief wird also nicht im einzelnen hervorgehoben, um welche Anamnese es sich genau handelt. Alle wesentlichen Daten sollen aus der Gesamtschau des Klinikers als *die Anamnese* im Arztbrief erscheinen. Es ist überflüssig, den Leser ausdrücklich darauf hinzuweisen, daß nun die Familienanamnese, nun die Eigenanamnese und nun die aktuelle Anamnese geschildert wird. Alle anamnestischen Daten im Arztbrief sind zielbezogen und sollen eine Einheit darstellen.

Streng jedoch muß man im Arztbrief die *subjektive* von der *objektiven* Anamnese trennen, d. h. die einzelnen Angaben kennzeichnen, ob sie zu der einen oder anderen Form gehören.

Unter der *subjektiven* Anamnese verstehen wir alle Angaben des Patienten, unter der *objektiven* Anamnese (Fremdanamnese) verstehen wir alle anamnestischen Daten, die wir von anderer Seite gewonnen haben (z. B. von Angehörigen, vom Hausarzt, aus Berichten anderer Ärzte und Kliniken). Man muß sich aber darüber im klaren sein, daß die „objektive" Anamnese durchaus nicht immer objektiv ist, sondern daß diese Angaben oft eine ganz erhebliche subjektive Tönung haben. Die aufgeregte Frau, welche ihren Ehemann in die Klinik bringt, nachdem sie zum ersten Mal bei ihm einen Zustand von Bewußtlosigkeit erleben mußte, kann Beobachtungen schildern, die mehr von ihrem Schreck und ihrer Persönlichkeit geprägt wurden, als daß sie objektiv sind. Ihre Schilderung wäre vielleicht anders ausgefallen, wenn sie den Vorgang bei einem fremden Mann beobachtet hätte.

Wenn solche Angaben aus der „objektiven" Anamnese im Arztbrief erscheinen, dann sind sie wie alle anderen Angaben für die Diagnose und Therapie von Bedeutung. Die Quelle der Information muß immer angegeben werden. Im Brief heißt es dann z. B.:

> „Die Ehefrau, welche den Vorgang beobachten konnte, gab an, daß ihr Mann mit einem Aufschrei zusammengebrochen sei."

Ist die Quelle einer anamnestischen Angabe ein Arztbrief, so muß auch dies kenntlich gemacht sein:

> „Aus dem Arztbrief der Inneren Abteilung des Krankenhauses B. vom 20. 08. 1981 geht hervor, daß man damals eine Lungenembolie im rechten Unterlappen festgestellt hat."

Wenn man nun aber die Diagnose „Lungenembolie" aus dem Krankenhaus B. anzweifelt, dann darf dieser Zweifel nur in der Beurteilung anklingen, gemäß dem Grundsatz, daß die Vorgeschichte nicht mit Wertungen und gefühlsmäßigen Feststellungen vermengt werden darf.

Will man seinen Zweifel an der Diagnose „Lungenembolie" stark betonen, weil dies vielleicht für die jetzige Diagnose von Bedeutung ist, dann muß der zur Frage stehende Arztbrief ausführlicher referiert werden. Der KRITISCHE LESER soll sich nämlich dann ein eigenes Bild darüber machen können, auf wie festen oder wie wackeligen Füßen die Diagnose „Lungenembolie" steht. Wenn man den Brief wie folgt referiert:

> „Die Diagnose wurde mit einem plötzlichen stechenden Schmerz in der rechten Seite der Brust begründet, welcher etwa zehn Minuten anhielt. Auskultatorisch, röntgenologisch und elektrokardiographisch ließen sich keine Veränderungen nachweisen."

dann kann man sicherlich den Zweifel des KRITISCHEN LESERS wecken.

Aktuelle Anamnese (jetzige Anamnese)

Meist wird man die Anamnese im Arztbrief mit der aktuellen Vorgeschichte, d. h. den Hauptbeschwerden des Patienten, beginnen. Es ist erstaunlich, daß man in den Krankengeschichten und damit auch in den Arztbriefen oft nichts darüber erfährt, was den Patienten eigentlich zum Arzt geführt hat. Dieses Motiv, nach FEINSTEIN (31) auch *iatrotroper Stimulus* genannt, deckt sich durchaus nicht immer mit den Hauptbeschwerden und kann trotzdem richtungsbestimmend für die Diagnose sein.

Wenn ein Patient seit Jahren immer wieder unter leichten Magenbeschwerden im Sinne einer Gastritis leidet und deshalb schon lange keine ärztliche Hilfe mehr suchte, jetzt aber kommt, obwohl sich nichts verschlimmerte, so können sich dahinter verschiedene Motive verbergen. So könnte z. B. hinter dem Ganzen eine Karzinomangst stecken, da ein Bekannter des Patienten vor kurzem an einem Magenkarzinom operiert wurde.

Der iatrotrope Stimulus war hier also nicht die Magenschleimhautentzündung, sondern eine Karzinophobie. Er könnte aber auch deshalb gekommen sein, weil er in einer Überlastungssituation steckt und sich mehr oder weniger bewußt über eine Krankschreibung von allem zurückziehen wollte.

Oft wird auch nach längerem Klinikaufenthalt, besonders wenn eine Reihe verschiedener Krankheiten festgestellt wurde, schlichtweg vergessen, warum der Patient eigentlich seinen Hausarzt aufsuchte. Man hat seine chronische, vorher unbekannte Hepatitis behandelt, die leichte Herzinsuffizienz kompensiert und ist schließlich noch gegen eine chronische Pyelonephritis mit Antibiotika vorgegangen – von den Kreuzschmerzen aber, weswegen er eigentlich zum Hausarzt ging, ist nicht mehr die Rede.

Frühere Vorgeschichte (Eigenanamnese)

Öfters wird es nötig sein, frühere Erkrankungen im Brief aufzuführen; welche Krankheiten im einzelnen – und wie ausführlich – kommt immer auf den jeweiligen Fall an. Bei der Wiedergabe der früheren Vorgeschichte besteht meist die Gefahr, nicht relevante Krankheiten aufzuführen, was den Arztbrief aufbläht und den Leser ermüdet. Aus unerfindlichen Gründen werden häufig die „üblichen" Kinderkrankheiten angegeben, obwohl wir wissen, daß diese nur extrem selten für Krankheiten im Erwachsenenalter von Bedeutung sind.

Krankheiten, die mit dem jetzt zur Frage stehenden Krankheitsbild in keinem Zusammenhang stehen, aber doch für den Patienten eine so zentrale Bedeutung hatten, daß sie etwa sein ganzes Leben geändert haben, müssen natürlich erwähnt werden. So wird man bei einem Patienten, der seit Kindheit unter diffusen Muskelatrophien und Lähmungen leidet und jetzt wegen einer Hepatitis behandelt wird, die durchgemachte Poliomyelitis erwähnen, obwohl zu der Hepatitis natürlich keine Beziehung besteht. Solche Krankheiten sollten deshalb erwähnt werden, weil wir in unseren Arztberichten – wenn auch nur schemenhaft – versuchen wollen, die Persönlichkeit des Kranken zu umreißen (S. 83f.). Die Poliomyelitis hatte ja sicher die Persönlichkeit des Kranken mitgeprägt.

Es ist selbstverständlich, daß man Krankheiten oder Störungen erwähnen muß, die vielleicht unbedeutend sind, aber im Zusammenhang mit der jetzigen Erkrankung eine Bedeutung erlangen. So wird man durchaus bei einem 60jährigen Mann, dessen linke Seite nach einem Schlaganfall gelähmt ist, erwähnen müssen, daß sein rechter Daumen durch eine Verletzung versteift ist. Die gleiche Angabe bei einem Patienten mit Hyperthyreose wäre irrelevant.

Familienanamnese

Angaben zur Familienanamnese findet man in den Arztbriefen selten. Die Bedeutung der Familienanamnese tritt im allgemeinen gegen die der früheren und aktuellen Vorgeschichte etwas zurück. Nur in wenigen Fällen ist sie für die Diagnosefindung wichtig.

Eine langsam fortschreitende Tetraspastik bei einem jugendlichen Patienten kann große diagnostische Schwierigkeiten bereiten, wenn der Nachweis eines entzündlichen oder raumfordernden Prozesses nicht gelingt. Die Tetraspastik erscheint jedoch plötzlich in einem anderen Licht, wenn man erfährt, daß der Großvater des Patienten zeitlebens nur mühselig gehen konnte. Man wird jetzt den Verdacht auf eine spastische Spinalparalyse sehr viel besser begründen können.

Biographische und soziale Anamnese

Die biographische und soziale Anamnese sind im Prinzip nicht sehr verschieden. Die *biographische* Anamnese erfaßt die Entwicklung eines Patienten von der Kindheit bis zum jetzigen Zeitpunkt. Sie beschreibt sowohl die Lebensgeschichte als auch die untrennbar damit verbundene soziale Situation. Dies ist somit keine eigentliche Krankengeschichte, sondern die *Geschichte der Person* des Kranken.

Die *soziale* Anamnese beschäftigt sich nur mit den gegenwärtigen sozialen Verhältnissen, ohne allzusehr die Dynamik der Entwicklung herauszuarbeiten. Im Gegensatz zu organischen werden seelische Krankheiten viel mehr vom Sozialen beeinflußt, finden aber meist ihre Erklärung in der Lebensgeschichte. Deshalb ist die biographische Anamnese unabdingbar bei jedem Krankheitsbild, das psychogener Natur ist oder psychogene Komponenten aufweist. Arztbriefe, die sich mit psychischen oder psychosomatischen Krankheitsbildern beschäftigen, *müssen* die wesentlichen biographischen Angaben enthalten. Es verlangt eine gewisse Fertigkeit, die Lebensgeschichte eines Patienten in knappen Worten so weit im Arztbrief aufleuchten zu lassen, daß man eine bestimmte Krankheitsentwicklung verstehen kann.

Bei organischen Krankheiten muß man sich besonders dann um die Wiedergabe der biographischen, mehr noch der sozialen Anamnese bemühen, wenn der therapeutische Erfolg ausblieb oder nur gering war. Dort, wo die kurative Medizin ohne Erfolg bleibt, muß die Rehabilitationsmedizin mit ihrem ganzen Spektrum zum Einsatz gebracht werden. Dies gelingt jedoch nur, wenn man das soziale Umfeld des Patienten genau kennt.

Bei dem langsam zunehmenden rehabilitativen Bewußtsein der rein kurativ tätigen Ärzte wird man der Sozialanamnese zukünftig auch in den Arztbriefen mehr Beachtung schenken müssen.

5 Befund im Arztbrief

Neben der Anamnese sind der körperliche und psychische Befund der *zweite Grundpfeiler*, auf den die klinische Diagnose gestellt wird. Es ist müßig, darüber zu streiten, was wichtiger ist: die Anamnese oder der Befund. Aussagen wie: „Die Anamnese ist alles, der Befund ist nichts", sind sicher ebenso überspitzt wie die Meinung von SCHULTEN (105), daß er im Zweifelsfalle eher auf den Befund als auf die Anamnese verzichten würde. Mit solchen Feststellungen sollte aber gar nicht die Bedeutung des Befundes geschmälert, sondern nur die oft sträflich vernachlässigte Anamnese aufgewertet werden. Der Befund wird nämlich im Arztbrief keineswegs so stiefmütterlich behandelt, wie dies bei der Anamnese öfters der Fall ist. Er wird meist vollständig erhoben und auch ausreichend wiedergegeben. Einen Satz wie: „Den Befund dürfen wir als bekannt voraussetzen", erlaubt sich wohl niemand, während sich doch manche schon ab und zu einmal die Wiedergabe der Anamnese schenken.

Während die Anamnese naturgemäß mit viel Subjektivität behaftet ist, wird der Befund gemeinhin als objektiv angesehen. Dies stimmt zwar vom erkenntnistheoretischen Ansatz her, die volle Objektivität läßt sich aber oft nicht erreichen, wie weiter unten noch gezeigt wird (s. auch S. 99f.). Die Informationen gewinnt man beim Befund (für den psychischen Befund gilt dies nicht in diesem Maße) über rein vom naturwissenschaftlichen Denken geprägte Methoden. Bei der Darstellung des körperlichen und psychischen Befundes ist dementsprechend auch die Exaktheit naturwissenschaftlicher Beschreibung oberstes Gebot. Unscharfe und präjudizierende Begriffe müssen vermieden, subjektive Elemente soweit wie nur irgend möglich ausgeschaltet werden.

Körperlicher Befund

Prinzip der objektiven Befunddarstellung

Theoretisch gesehen müßte der Befund eigentlich ganz objektiv sein. Eine solche ideale Objektivität läßt sich aber aus verschiedenen Gründen nicht erreichen. Sowohl von seiten des *Patienten* als auch von seiten des *Untersuchers* fließen in den Befund eine Reihe subjektiver Momente ein, die oft gar nicht erkannt werden und so den Befund erheblich verfälschen können.

Jeder erfahrene Untersucher weiß, daß allein schon die Untersuchungs-
situation bei gewissen Patienten Puls und Blutdruck in die Höhe treiben
kann. Immer wieder werden in Arztbriefen bei herz- und kreislaufge-
sunden Patienten solche unbedeutenden, aber dennoch irreführenden
Anfangsbefunde festgehalten. Da in der Klinik mehrere Messungen
vorgenommen werden, sollte man sich einen relevanten Wert aussuchen
oder besser mehrere Werte angeben, z. B. folgendermaßen: „Der Blutdruck bei der Aufnahme 160/90 mm Hg, bei späteren Messungen
ständig 110–120/80 mm Hg."

Ähnliches gilt auch für die Reflexbefunde. Bei der ersten Untersuchung,
besonders, wenn das Untersuchungszimmer noch etwas kalt ist oder
wenn der Patient unter einer gewissen emotionalen Spannung steht,
können die Reflexe so lebhaft sein, daß sie pathologisch erscheinen.

Ein leichter Druckschmerz im rechten Oberbauch kann durch psychogene Mechanismen oder durch eine konstitutionell niedere Schmerz-
schwelle so stark erscheinen, daß man in eine völlig falsche diagnostische Richtung gelenkt wird.

Solche von seiten des Patienten herkommenden Verfälschungen des
Befundes müssen von einem erfahrenen Untersucher immer erkannt
werden. Diese Befunde, vor allem, wenn sie sich bei Kontrolle nicht
bestätigen, brauchen der Übersichtlichkeit halber im Arztbrief nicht
erscheinen, besonders, wenn sie für die Diagnose ohne Belang sind.

Weit gefährlicher und oft weniger gut zu erkennen sind subjektive
Momente, die vom *Untersucher selbst* in den Befund einstreuen. Die
von uns allen angestrebte naturwissenschaftliche Exaktheit läßt sich
beim klinischen Befund nicht immer erreichen, weil viele Einzelbefunde
gar nicht gemessen werden können oder aus praktischen Erwägungen
heraus nicht gemessen werden. Es wird beim klinischen Befund vorwiegend taxiert. So kann die Lebhaftigkeit der Reflexe, die Härte einer
Resistenz, der Grad eines Farbtons, die Feinschlägigkeit des Nystagmus,
das Ausmaß einer depressiven Stimmungslage am Krankenbett nicht in
Zahlen angegeben werden. Je nach Begabung des Untersuchers wird die
Schätzung solcher Parameter mehr oder weniger treffend vorgenommen.

Der Befund kann auch ungenau erhoben worden sein, sei es, daß der
Untersucher nicht die nötige Erfahrung hatte, sei es, daß er vom vorange-
gangenen Nachtdienst noch müde und unkonzentriert war. Solche
verfälschenden Einflüsse auf den Befund sind dem Untersucher selbst oft
nicht bewußt, der KRITISCHE LESER hat meist keine Möglichkeit, sie
zu erkennen. Ein leises systolisches Geräusch, eine geringe Pupillendiffe-
renz oder eine leichte Milzschwellung können im Befund fehlen.

Unter diesem Gesichtspunkt ist es sicherlich ein guter Brauch, nicht nur
die Exaktheit und Vollständigkeit von Fremdbefunden grundsätzlich

anzuzweifeln, sondern auch die eigenen Befunde immer wieder in Frage zu stellen.

Solche, durch die mehr oder weniger entschuldbaren Unzulänglichkeiten des Untersuchers bedingten Fehler sind zwar systemimmanent, aber doch zum großen Teil minimierbar. Der KRITISCHE LESER kann durchaus davon ausgehen, daß alle in einem klinischen Arztbrief auftauchenden positiven oder negativen Befunde vom Oberarzt oder Leitenden Arzt der Klinik nachgeprüft worden sind. Nur über solche Kontrollen kann der körperliche Befund einigermaßen objektiv werden (S. 102).

Häufig gehen in den Befund auch Empfindungen und andere Subjektivismen des Untersuchers ein. Dies kommt in Begriffen zum Ausdruck wie Eindruck, vermutlich, Verdacht auf, auffällig u. a. Entsprechende Sätze lauten dann z. B.:

> Der Patient macht einen kranken *Eindruck*.
> *Verdacht* auf Leberschwellung.
> *Auffälliges* Geräusch über der Herzspitze.

Was der Untersucher für einen Eindruck hat, ist beim körperlichen Befund überhaupt nicht gefragt. Begriffe wie „Eindruck" oder Wendungen wie „Verdacht auf" verschleiern nur die Unfähigkeit oder Unlust des Untersuchers, schwer Ausdrückbares in Worte zu fassen. Der Begriff „Eindruck" hat auch im klinischen Sprachgebrauch etwas völlig Unverbindliches. Zwischen den Zeilen kann man dann immer lesen: „Ich habe den Eindruck, daß sich dies soundso verhält; wenn es nicht so sein sollte – es war ja nur ein Eindruck."

Unsere Gefühle, Meinungen und Wertungen müssen streng aus dem Befund ausgeklammert werden. Dies gilt auch dann, wenn dadurch nichts präjudiziert oder relativiert wird, wie z. B. bei der Feststellung: „Auffälliges Geräusch über der Herzspitze." Ein derartiges Geräusch muß eigentlich immer auffallen, ob es nun stark oder schwach ausgeprägt ist. Der KRITISCHE LESER könnte sich fragen, war das Geräusch nur auffällig, weil der Untersucher es nicht erwartete, oder war es besonders laut und scharf? Wenn das Wort „auffällig" in diesem Zusammenhang die Überraschung zeigen sollte: Diese Überraschung auszudrücken, müssen wir uns verkneifen. Wir können sie allenfalls in der Beurteilung dem KRITISCHEN LESER anvertrauen. Diesen interessiert aber – wenn überhaupt – unsere Überraschung nur in zweiter Linie. Er möchte wissen, ob das Geräusch leise, mittelstark, sehr laut war, ob es systolisch, protosystolisch oder spätsystolisch auftrat.

Wie bei der Darstellung der Anamnese kommen auch bei der Darstellung des Befundes allein schon durch die *Gewichtung* und *Zusammenfassung* der Einzelbefunde durch den Autor subjektive Momente zum Tragen, da eine Gewichtung immer eine Wertung enthält.

Im allgemeinen ist jedoch die Gefahr der Subjektivität bei der Befunddarstellung geringer als bei der Darstellung der Anamnese. Die klinische
Untersuchung folgt meist einem festgefügten Schema, und in der Regel
können im Arztbrief alle von der Norm abweichenden Befunde festgehalten werden. Die Gefahr der Unvollständigkeit ist geringer als bei der
Anamnese. Die Zahl der relevanten Informationen, die bei der Anamne-
sedarstellung übergangen werden könnte, ist weit größer als beim
Befund.

Vermeiden von wertenden Ausdrücken

Die Wiedergabe des Befundes soll nur beschreibend erfolgen. Wie bei
der Darstellung der Anamnese muß der Untersucher im Arztbrief aus
der Vielzahl von Informationen diejenigen aufführen, welche für die
Diagnose und Differentialdiagnose von Bedeutung sind. Ein häufiger
Fehler ist, daß Auffälligkeiten im Befund nicht beschrieben werden. Es
wird oft gleich eine zusammenfassende Wertung vorgenommen, etwa:
„ . . . pathologische Resistenz im linken Unterbauch." Man kann mit
einer solchen Information nicht viel anfangen. Besser wäre es gewesen,
wenn im Brief kurz etwas über die Größe, Konsistenz und Verschieb-
lichkeit der getasteten Resistenz gestanden hätte. Dem KRITISCHEN
LESER wäre nämlich dann die zweifelnde Frage erspart geblieben, ob es
sich nicht doch etwa nur um einige Skybala gehandelt hat.

Unterschwellig wird wohl häufig von vielen Untersuchern das Recht auf
solche Wertungen im Befund davon abgeleitet, daß es üblich ist, der
Norm entsprechende Befunde als „normal" zu bezeichnen, was ja auch
einer Wertung entspricht. Da der Begriff „pathologisch" lediglich den
Gegensatz zu „normal" bedeutet, scheint er logischerweise auch im
Befund erlaubt zu sein.

Im Prinzip müßte aber auch jeder „normale" Befund bei der Dokumentation beschrieben sein, wie dies z. B. bei Sektionsprotokollen, besonders in der forensischen Medizin, der Fall ist. Eine solche Praxis würde
aber im klinischen Alltag zu einer nicht zu bewältigenden und praktisch
völlig unnötigen Dokumentationsarbeit führen, so daß gewissermaßen
ein stillschweigendes Übereinkommen besteht, auf die Beschreibung
von Normalbefunden zu verzichten.

Bei der Norm kann man auch sehr viel eher voraussetzen, daß der Leser
davon eine Vorstellung hat – nicht aber bei den Verhältnissen, welche
von der Norm abweichen. Solche Abweichungen müssen *beschrieben*
werden. Bezeichnet man solche Befunde als „pathologisch" oder
„abnorm", so darf dies nur in der Beurteilung geschehen.

Man muß sich aber darüber im klaren sein, daß allein schon die
Auswahl derjenigen Befunde, welche man beschreibt, eine Wertung und

damit einen Subjektivismus darstellt – man kann dies aber dem KRITI-SCHEN LESER nicht ersparen.

Während der Untersuchung laufen also dauernd Gedanken ab, welche sich um die Unterscheidung von normal und pathologisch drehen. Dabei steckt aber schon die Frage nach der *Norm* voller Probleme und das „stillschweigende Übereinkommen" wird im Befund häufig reichlich strapaziert.

Was ist z. B. ein normales Gebiß? Ist es noch normal, wenn man einen kariösen Zahn findet? Wie steht es, wenn man zwei, drei oder gar fünf kariöse Zähne feststellen muß? Sicher wird ein Zahnarzt bei fünf kariösen Zähnen von einem pathologischen Gebiß sprechen. Findet er aber nur einen leicht kariösen Zahn, wird er das Gebiß wohl noch als „normal" bezeichnen.

Das normale Gebiß ohne kariöse Zähne entspricht der sogenannten *Idealnorm* oder der Soll-Norm. Findet sich ein leichter Kariesbefall, so entspricht dies immer noch der *Ist-Norm* (statistische Norm). Wenn wir im klinischen Gebrauch z. B. von einem normalen Gebiß sprechen, geht daraus nicht hervor, ob wir die Idealnorm oder die Ist-Norm meinen.

Dazu kommt noch, daß die Grenzen von normal zu pathologisch sehr fließend sein können. Es hilft deshalb alles nichts: Auch Befunde, die im Grenzbereich zum Pathologischen oder Abnormen liegen, müssen beschrieben werden. Dasselbe gilt auch für „Normalbefunde", bei denen die Norm nicht richtig definiert ist (s. unten).

Wenn ein systolisches Geräusch über dem Herzen als „akzidentell" oder als „funktionell" bezeichnet wird, geschieht im Prinzip das Umgekehrte. Ein ungewöhnlicher, in der Regel pathologischer Befund, nämlich das Herzgeräusch, wird als normal bzw. als nicht bedeutsam bewertet. Eine solche Wertung kann aber erst nach Kenntnis mehrerer klinischer Daten gelingen und gehört in die abschließende Beurteilung. Richtig wäre es, das Geräusch genau zu beschreiben. Der KRITISCHE LESER kann dann selbst den Verdacht auf ein funktionelles Geräusch hegen, wenn der Untersucher zusätzlich noch eine Blässe der Haut und eine Pulsfrequenz von 110/Min. festgestellt hat (z. B. ein funktionelles Geräusch bei Anämie).

Ein ähnliches Problem ergibt sich beim Reflexbefund. So werden Reflexe oft als *gesteigert* bezeichnet. Das Adjektiv „gesteigert" impliziert jedoch einen pathologischen Zustand, nämlich eine Läsion der Pyramidenbahn. Eine Steigerung der Reflexe kann man aber nur dann feststellen, wenn neben den äußerst lebhaften Reflexen noch weitere klinische Befunde dazukommen. Äußerst lebhafte Reflexe mit verbreiterten reflexogenen Zonen können u. U. noch physiologisch sein (z. B. bei Aufregung, leichtem Frieren).

Von gesteigerten Reflexen spricht man dann, wenn z. B. noch Reflexe aus der Babinski-Gruppe auslösbar sind oder eine Lähmung bzw. Tonuserhöhung vorliegt (99). Andere allerdings nennen Reflexe schon dann gesteigert, wenn die reflexogene Zone über ein gewisses Maß verbreitert ist.

Bei einer leichten Rückenmarkschädigung ohne funktionelle Ausfälle und ohne Babinskischem Zeichen können die Reflexe schon in diesem Sinne „gesteigert" sein. Das gleiche Bild kann sich aber auch bei einem Gesunden finden, der gerade friert. Unkorrekt, weil wertend, würde es hier heißen: „Leichte Steigerung der Patellarsehnenreflexe." Wissenschaftlich korrekt und neutral würde es aber im Befund lauten:

> „Die Patellarsehnenreflexe außerordentlich lebhaft, die reflexogenen Zonen um ⅔ verbreitert. Das Babinskische Zeichen negativ. Keine Tonuserhöhung, keine Paresen der Beine."

Jetzt hat der Autor nicht gewertet und nur angedeutet, daß zwar eine Pyramidenbahnstörung vorliegen könnte, dies wurde jedoch nicht durch den Begriff „gesteigert" präjudiziert. Der KRITISCHE LESER hat nun die Möglichkeit, sich ein eigenes Urteil zu bilden und evtl. die Schlußfolgerungen des Autors zu bezweifeln, wenn dieser später in der Beurteilung das ganze Bild als Ausdruck einer Rückenmarkschädigung mit Pyramidenbahnläsion gewertet hat.

Vorschnelle Bewertungen von Reflexen (gesteigerte Reflexe) haben bei gutachterlichen Fällen schon zu erheblichen Fehlurteilen geführt (73).

Eine weitere Form der ungerechtfertigten Wertung im Befund ist der Gebrauch von *Syndromen* und *Epynomen*. Die Angabe eines Syndroms innerhalb des Befundes bedeutet für sich schon eine Wertung. Es wird nämlich vom Autor des Briefes präjudiziert, daß bestimmte von ihm erhobene Befunde zusammengehören, d. h. meist auch, daß sie in einem direkten oder indirekten kausalen Zusammenhang stehen. So ist z. B. die lapidare Feststellung: „Horner-Syndrom links" sowohl ein Verstoß gegen die wissenschaftliche Exaktheit als auch ein Verstoß gegen das Prinzip der objektiven Beschreibung. Der KRITISCHE LESER könnte sich nämlich fragen: War das Horner-Syndrom komplett? Bestand auch ein Enophthalmus? Wie war die Ausprägung? War es überhaupt ein Horner-Syndrom, oder handelte es sich nur um ein zufälliges Zusammentreffen von Miosis und Ptosis?

Die richtige Formulierung im Befund hätte etwa lauten können:

> „Leichte Ptosis links, ganz geringe Miosis links. Kein Enophthalmus."

Der KRITISCHE LESER hat jetzt genügend Informationen und ist nicht gezwungen, die Meinung des Autors einfach zu übernehmen. Eine leichte Ptosis und eine leichte Miosis müssen nicht immer einem Horner-Syndrom entsprechen. Würde der Befund aber folgendermaßen lauten:

> „Ptosis bis zum Oberrand der Pupille links, deutliche Miosis links. Leichter Enophthalmus links."

dann würde wohl der KRITISCHE LESER der Annahme eines Horner-Syndroms zustimmen.

Der Gebrauch des Begriffes „Syndrom" innerhalb des Befundes kann durchaus der Übersichtlichkeit dienen. Wenn eine Reihe von verschiedenen Befunden aufgezählt wird, erleichtert es dem Leser das Verständnis, wenn vermutlich zusammengehörige Befunde auch gleich zusammengefaßt werden. Setzt man dann noch dahinter das vermutete Syndrom in Klammern, dürfte dies auch einen Puristen nicht auf den Plan rufen:

> „Leichte Ptosis links, geringe Miosis links, kein Enophthalmus (inkomplettes Horner-Syndrom)."

Der KRITISCHE LESER läßt sich durch kenntlichgemachte subjektive Äußerungen, wenn die Einzelheiten, welche dazu führten, festgehalten wurden, nicht beeinflussen.

Ähnliche Beispiele finden sich auch in der Kardiologie. Viele Herztöne und Herzgeräusche sind mit Eponymen oder mit auf die Lokalisation und Funktion hinweisenden Begriffen belegt. Viele Untersucher begnügen sich z. B. mit der Feststellung eines „Mitralöffnungstones", eines „Austin-Flint-" oder eines „Graham-Steel-Geräusches" usw. und sind sich gar nicht bewußt, daß sie damit eigentlich eine Diagnose vorwegnehmen. Auch hier darf eine Beschreibung nicht fehlen. Präzision ist eben nicht nur die Grundlage der Feinmechanik, sondern auch die der angewandten Naturwissenschaft. Jede wertende Äußerung im Befund zwängt den KRITISCHEN LESER in das Prokrustesbett vorgefaßter Meinungen.

Vermeiden von globalen Ausdrücken

Schon immer hat sich ein guter Arzt durch die Fähigkeit ausgezeichnet, bestimmte Zustände seiner Patienten intuitiv zu erfassen und gelegentlich eine „Blickdiagnose" zu stellen. Eine solche, mit dem klinischen Blick gewonnene Erkenntnis entpflichtet ihn jedoch nicht, rückwirkend die Begründung für seine Feststellung zu liefern. Im Arztbrief hat eine intuitive Feststellung nichts zu suchen. Der KRITISCHE LESER kann sie nämlich nicht nachvollziehen.

Denken wir doch einmal an den im Arztbrief so häufig gebrauchten Ausdruck „Allgemeinzustand" (AZ). Wie leicht geht uns doch die Feststellung ins Diktiergerät:

> „Der Allgemeinzustand ist deutlich reduziert."
> oder gar:
> „Der Allgemeinzustand ist altersentsprechend."

Es besteht kein Zweifel, daß sehr viele Ärzte einen „reduzierten Allgemeinzustand" intuitiv erfassen können. Es bleibt aber die Frage, was denn eigentlich ein reduzierter Allgemeinzustand überhaupt ist. Unter diesem globalen Begriff, in den Dutzende von klinischen Einzelbefunden und auch anamnestische Daten eingehen, versteht der Chirurg oft etwas anderes als der Internist oder Psychiater. Der Chirurg denkt vielleicht an die Operationsfähigkeit, der Internist an die Schwere des Krankheitsbildes, der Psychiater hat mehr die psychische Situation des Patienten im Auge.

In die Beurteilung des Allgemeinzustandes geht oft die Befindlichkeit des Patienten ein. Das kann man besonders gut bei Patienten erkennen, die durch hirnorganische Veränderungen euphorisch gestimmt sind.

Obwohl diese sehr schwer krank sein können, wird ihr Allgemeinzustand aufgrund der ausgeglichenen oder erhöhten Stimmungslage häufig als gut oder befriedigend beurteilt.

Der Begriff „Allgemeinzustand" sollte im Befund nicht, zumindest nicht ohne nähere Beschreibung erscheinen. Der Untersucher muß immer darlegen, wie er zu der Feststellung eines reduzierten Allgemeinzustandes gekommen ist (z. B. graue Hautfarbe, Zyanose, Dyspnoe, Ödeme, Fieber, Bewußtseinseinschränkung, depressive Stimmungslage usw.). Hat man dies aber alles genau beschrieben, erübrigt es sich, den KRITISCHEN LESER mit der Nase darauf zu stoßen, daß sich der Patient in einem schlechten Allgemeinzustand befindet.

Sicher ist der Begriff Allgemeinzustand in seiner Globalität sehr bequem und aus dem medizinischen Sprachgebrauch nicht wegzudenken. Aber erst nach einer ausführlichen Beschreibung des Befundes ist es erlaubt, in einer Beurteilung etwa folgenden Satz zu schreiben:

> „Trotz seines schlechten Allgemeinzustandes haben wir dem Patienten zur Operation geraten."

Ganz ähnlich steht es mit dem Begriff *Ernährungszustand* (EZ). Dieser Begriff wird in den Arztbriefen häufig mit mehr oder weniger treffenden Adjektiven versehen, wie schlecht, mangelhaft, normal, gut usw. Oft findet man auch sprachlich falsch die Angabe „reichlicher EZ" oder „überschüssiger EZ".

Was verstehen wir unter einem normalen EZ? Ist ein guter EZ besser als ein normaler EZ? Sind ein normaler EZ und ein guter EZ evtl. das gleiche? Ist ein Patient in einem guten EZ nicht evtl. schon zu dick?

In Kriegs- und Notzeiten hat man wohl den noch nicht ganz Abgemagerten mit einem „normalen EZ" charakterisiert. Heute müßte man den „normalen EZ" wohl für die noch nicht ganz so Dicken reservieren.

Mit der Bezeichnung Ernährungszustand kann man sich also nur mißverständlich ausdrücken. Dieser Begriff ist nicht nur medizinisch bestimmt, sondern hat auch eine stark nationale, soziale und geographische Tönung. Bei der Angabe eines „reduzierten" EZ weiß man nicht einmal, ob dies auf die Idealnorm oder die Ist-Norm bezogen ist. Die Idealnorm bezüglich des Ernährungszustandes scheint sowieso eine Fiktion zu sein. Besonders in Deutschland wird das sogenannte Idealgewicht weitgehend kritiklos als Wunschgröße für das Körpergewicht propagiert (3, 24).

Auch kann man man – wohl unabhängig von der Definition – bei der Einschätzung des Ernährungszustandes großen Irrtümern unterliegen.

So veröffentlichte *Derryberry* (1938) eine Studie, bei der es um die Einschätzung des Ernährungszustandes bei 221 Kindern ging. Diese Kinder wurden nacheinander von fünf Kinderärzten untersucht. 90 Kinder wurden als unterernährt bezeichnet, wobei jedoch *nur bei sieben Kindern* alle fünf Untersucher übereinstimmten.

Alle Schwierigkeiten kann man sich leicht vom Hals schaffen – man gebe doch einfach im Befund Gewicht und Körpergröße an und enthalte sich jeder Wertung. Wer aber im Befund aus alter Tradition auf Begriffe wie EZ oder Adipositas nicht verzichten will, muß auf alle Fälle die entsprechenden Daten dahinter in Klammern angeben. Der KRITISCHE LESER kann sich eher ein plastisches Bild machen, wenn es z. B. heißt:

„. . . Adipositas (1,63 m, 95 kg)."

Ein weiterer Begriff, der fast nur durch intuitives Erfassen geprägt wird, ist die *Voralterung.*

In vielen Arztbriefen wird festgehalten, daß ein Patient vorgealtert sei. Öfters distanzieren sich die Untersucher etwas von ihrer Feststellung, indem sie die Voralterung als einen „Eindruck" kennzeichnen:

„. . . 53jähriger, deutlich vorgealtert wirkender Mann."

Im körperlichen Befund sollte man Eindrücke nicht zum Ausdruck bringen. Es gilt hier das gleiche wie beim Begriff „Allgemeinzustand". Der Eindruck muß begründet werden. Wenn alle Untersucher ihren Eindruck „Voralterung" genau aufschlüsseln müßten, so würde sich wahrscheinlich die Voralterung auf vermehrte Gesichtsfalten und graue Haare reduzieren, Phänomene, die nur sehr locker mit dem sogenannten biologischen Alter korrelieren. Wenn bei einem 53jährigen Mann noch dazukommt, daß er kleinschrittig und vorübergeneigt einhergeht, so wäre es besser, diesen Befund genau niederzulegen. Der KRITISCHE LESER würde dann wohl eher an ein Parkinson-Syndrom denken, welches schon vieltausendfach im Anfangsstadium als „Voralterung" abgetan wurde.

Viele Befunde werden oft auch als „altersentsprechend" bezeichnet, so z. B. die lapidare Feststellung bei einem 50jährigen Patienten: „Herz und Lunge altersentsprechend."

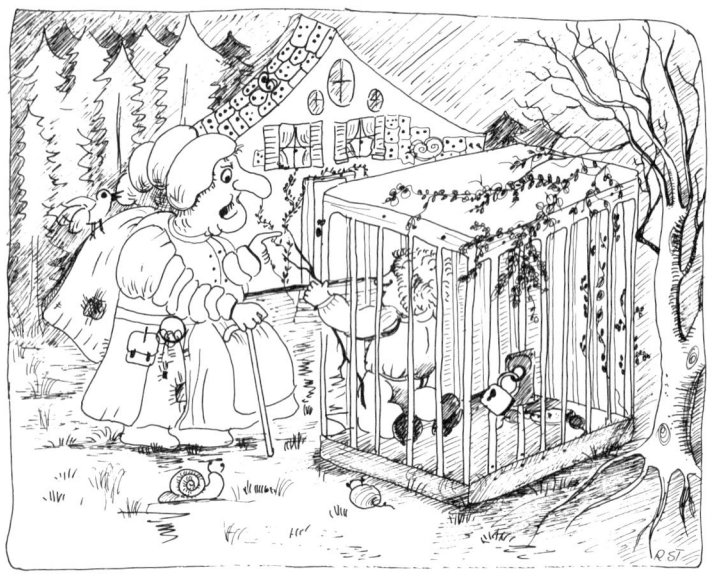

Auch kann man – wohl unabhängig von der Definition – bei der Einschätzung des Ernährungszustandes großen Irrtümern unterliegen.

Altersentsprechende Zustände von bestimmten Organen lassen sich – wenn überhaupt – nur durch eine Reihe von Zusatzuntersuchungen feststellen, indem man mit altersabhängigen Normwerten vergleicht. Durch eine unmittelbare körperliche Untersuchung ist dies jedoch nicht möglich.

Häufig wird im klinischen Befund auch die *Konstitution* festgehalten, meist im Zusammenhang mit dem Körperbau:

> „ . . . 53jähriger Mann von pyknischer Konstitution."

oder

> „ . . . 40jährige Frau von athletischem Habitus."

Der Begriff Konstitution ist jedoch vieldeutig und schwierig zu umreißen. Es ist fraglich, ob alle diejenigen, welche mit diesem problematischen Begriff umgehen, ihn auch ohne weiteres definieren könnten.

Zwischen *Körperbau* und Charakter bzw. Körperbau und Affinität zu einzelnen Psychoseformen besteht eine lockere Beziehung (61). Dennoch hat sich der Konstitutionsgedanke nicht zu einem tragenden Gedanken in der Psychiatrie entwickelt (12), und Zusammenhänge zwischen Körperbau und internistischen bzw. neurologischen Krankheiten sind mehr als fraglich.

Im Einzelfall kann man deshalb den Körperbau nicht in die differentialdiagnostischen Erwägungen miteinbeziehen. Zwar wären Begriffe wie pyknisch, athletisch oder leptosom (asthenisch) ganz nützlich, um vor dem Leser ein plastisches Bild des Patienten entstehen zu lassen; aber, wenn wir ehrlich sind, die meisten von uns können die körperliche Konstitution doch nur dann einigermaßen sicher bestimmen, wenn, was nur selten vorkommt, *reine* Körperbautypen vorliegen. Wer hat noch wie früher, als dem Körperbau noch mehr Bedeutung zugemessen wurde, seinen Blick durch ständigen Umgang mit Maßband und Zirkel für den Körperbau so geschärft, daß er auch die so häufigen Mischtypen („Legierungen") noch bestimmen könnte? Wer kann noch einen verfetteten Athletiker von einem Pykniker unterscheiden? Jedenfalls so viele reine Pykniker, Athletiker und Leptosome, wie in den Arztbriefen aufgeführt sind, kann es gar nicht geben.

Es ist eigentlich nicht ganz verständlich, warum Ärzte, die sich mit der Konstitutionsproblematik nicht beschäftigt haben (und dies gilt für sehr viele), sich völlig unnötig auf ein begriffliches Glatteis begeben, wo sie doch nur ausrutschen können. Verzichtet man – besonders bei Mischtypen – auf die Angabe des Körperbaus, dann hat man nichts versäumt.

Vermeiden überflüssiger Informationen

Wie bei der Darstellung der Anamnese gilt auch für den Befund, daß dieser so knapp wie möglich gehalten wird. Zunächst sollen nur diejenigen Einzelbefunde, welche für das Verständnis der Diagnose und der späteren Therapie wichtig sind, angegeben werden. Zusätzlich muß man aber noch bestimmte abnorme Befunde aufführen, die für die Diagnose zwar keine Bedeutung haben, aber mit gewisser Wahrscheinlichkeit einen Einfluß auf die Persönlichkeiten des Patienten genommen haben oder ihn immer noch beeinträchtigen. Im Arztbrief soll ja möglichst viel von der Persönlichkeit des Patienten abgebildet werden (S. 83).

Man wird bei einem Patienten, der wegen einer unklaren Anämie untersucht wurde, die Enukleation eines Auges nach einer Verletzung vor vielen Jahren angeben, obwohl mit der Anämie kein Zusammenhang besteht. Die unwesentliche Narbe im rechten Unterbauch nach Appendektomie vor einigen Jahren wird nicht erwähnt. Eine solche Appendektomienarbe darf wiederum beim Befund eines Patienten, der einen Ileus hat, nicht fehlen (DD: Strangulationsileus).

Analog zu den „Negativangaben" in der Anamnese muß man unter bestimmten Umständen auch „Negativbefunde" anführen. Darunter verstehen wir Normalbefunde, deren Erwähnung im Befund für das Verständnis der Diagnose wichtig ist. Solche Negativbefunde sollen beim KRITISCHEN LESER Zweifel darüber auslöschen, daß man sie auf ihre Normalität hin nicht besonders untersucht hat. So ist es bei einem Patienten mit Herzinsuffizienz wichtig anzugeben, daß *keine* Zyanose vorgelegen hat.

Auch wird man bei einem Patienten mit einem unklaren Infekt betonen, daß man *keine* Milzschwellung oder vergrößerten Lymphknoten tasten konnte.

In den Arztbriefen werden aber meist zuviele Negativbefunde festgehalten. So ist es meist unnötig, bei einem Patienten, der wegen einer Ureterkolik zur Behandlung kam, aufzuführen, daß kein Ikterus, keine Zyanose, keine Ödeme, keine Lymphknotenschwellungen bestanden. Fast immer unnötig und gelegentlich sogar erheiternd wirken Feststellungen wie: Zunge feucht, Gebiß prothetisch versorgt, trägt Fernbrille, Haut und äußere Schleimhäute gut durchblutet, normale Darmgeräusche usw. Daß solche irrelevanten Befunde aufgezählt werden, rührt daher, daß man oft gedankenlos vom Krankenblatt abdiktiert, wo diese Negativbefunde ja routinemäßig festgehalten werden.

Die Angabe bestimmter, bei der körperlichen Untersuchung gewonnener Befunde kann durch das Ergebnis von Zusatzuntersuchungen überflüssig werden. Soll man z. B. die perkutorisch festgestellte Linksverbreiterung des Herzens angeben, wenn man mit Hilfe der Röntgenaufnahme die Herzbreite sogar in Zentimetern angeben kann? Soll man die leichte perkutorische Dämpfung über dem rechten Lungenfeld anführen, wenn auf der Röntgenaufnahme der Erguß exakt dargestellt ist? Sicher ist es *formal kein* Fehler, wenn man dies unterläßt.

Vielen Klinikern wird es aber widerstreben, die mit den eigenen fünf Sinnen erhobenen Befunde nicht aufzuführen. Sie bestehen darauf, daß solche Befunde im Arztbrief festgehalten werden. Würde man nämlich auf solche Angaben verzichten, nur weil die Befunde durch apparative Zusatzuntersuchungen präzisiert wurden, führte dies zu einer langsamen Abwertung von Perkussion und Auskultation, eine Erscheinung, die man ohnehin vereinzelt schon feststellen kann. Eine solche Abwertung muß verhindert werden. Diese Untersuchungen sind grundsätzlich, sie dienen zur schnellen Orientierung und führen auch in der modern eingerichteten Praxis noch oft genug zur Diagnose. So ungenau die Perkussion des Herzens auch sein mag: Daß sie an einzelnen Universitäten nicht mehr gelehrt wird, ist eine bedauerliche Erscheinung.

Dies könnte aber weitere Kreise ziehen. Man könnte mit gleichem Recht auf die Angabe der tastbar vergrößerten Leber verzichten, wenn man die Vergrößerung schon sonographisch oder computertomographisch festgestellt hat. Auch ein auskultiertes Herzgeräusch oder ein Geräusch über der Arteria carotis bräuchte ja niemanden mehr zu interessieren, wenn es phonokardiographisch schon dokumentiert ist oder wenn man die Karotisstenose dopplersonographisch oder gar angiographisch dargestellt hat.

Stil bei der Darstellung des Befundes

Eng verbunden mit der Forderung, den Befund so knapp wie möglich zu halten, muß man auch die Frage sehen, welchen Stil man bei dessen Darstellung anwenden soll. Viele Kliniker bevorzugen beim Befund einen ganz besonders knappen Stil; dabei werden unvollständige Sätze gebildet. Alle Zeitwörter oder Hilfszeitwörter fehlen, Zeitwörter werden in Partizipien oder Hauptwörter umgewandelt (Nominalstil). Das Ganze bekommt den Charakter einer straffen Aufzählung, in der auch Konjunktionen wie und, weil, daß, oder u. a. fehlen. Es heißt also nicht:

„Die Reflexe an den Beinen kann man seitengleich lebhaft auslösen."

oder:

„Die Reflexe an den Beinen sind seitengleich lebhaft auszulösen."

sondern:

„Die Reflexe an den Beinen seitengleich lebhaft."

Noch kürzer wird es, wenn man den Artikel wegläßt:

„Reflexe an den Beinen seitengleich lebhaft."

Dies ist durchaus noch nicht die kürzestmögliche Formulierung dieser Information. Es geht noch gedrängter:

„Beineigenreflexe seitengleich lebhaft."

Wenn man bei der körperlichen Untersuchung am Herzen kein systolisches Geräusch hörte, so heißt es statt:

„Ein systolisches Geräusch war nicht auskultierbar."

besser:

> „Kein systolisches Geräusch."

Wie stark man allerdings seinen Stil bei der Befunddarstellung ausdünnen will, ist Geschmackssache. Den reinen Schreibstil mit vollständigen Sätzen sollte man der Übersicht halber meiden.

Umständlich lautet es z. B. in einem Brief aus einer Inneren Klinik:

> „Bei der Perkussion des Herzens fand sich, daß die Spitze 4 cm über die MCL nach links reichte. Über dem Erbschen Punkt hörte man ein scharfes protosystolisches Crescendogeräusch. Ferner war auch ein kurzes spätsystolisches Decrescendogeräusch auskultierbar. Ein diastolisches Geräusch war nicht festzustellen. Die Pulsfrequenz betrug 110 Schläge/Min."

Kürzer und mit der gleichen Genauigkeit hätte es lauten können:

> „Die Herzspitze 4 cm über der MCL. Über Erbschem Punkt scharfes protosystolisches Crescendo, kurzes spätsystolisches Decrescendo. Kein Diastolikum. Puls 110."

Eine solche telegrammstilartige Schreibweise scheint zwar leicht anwendbar zu sein, sie aber konsequent durchzuhalten, bereitet erfahrungsgemäß am Anfang ganz erhebliche Schwierigkeiten. Damit ein solcher Schreibstil ohne Mühe ins Diktat geht, muß man zunächst mehrere Befunde handschriftlich niederlegen und versuchen, soweit wie möglich nach den oben angegebenen Richtlinien zu kürzen.

Übersichtlicher wird der Befund auch dann, wenn man alle pathologischen Befunde zusammen aufführt. Zählt man die Einzelbefunde in der Reihenfolge auf, wie sie bei der Untersuchung von Kopf bis Fuß gewonnen werden (z. B. Diktieren vom Krankenblatt), wird der Befund im Arztbrief oft sehr unübersichtlich. Hat man am Hals, in der Axilla und in der Inguinalgegend Lymphknoten getastet, so sollte man diese Befunde zusammenfassen und nicht etwa getrennt aufführen, obwohl man evtl. im Krankenblatt die Inguinallymphknoten unter der Rubrik „Abdomen", die Halslymphknoten unter „Hals" und die Lymphknoten in der Axilla unter „Thorax" notiert hatte.

Man beachte auch, daß alle auffälligen oder pathologischen Befunde in der Beurteilung am Schluß des Briefes bewertet werden müssen. Wenn man sehr viele auffällige Befunde erhoben hat, wobei manche für die Diagnose oft gar nicht wichtig sind, kann die Beurteilung sehr umständlich und langatmig werden. In solchen Fällen kann man das Prinzip, daß im Befund keine anamnestischen Daten auftauchen sollen oder daß im Befund keine Wertung vorgenommen werden darf, durchbrechen. Bestimmte anamnestische Daten oder auch Wertungen kann man in Klammern hinter solche Befunde setzen. Wenn man bei einem Patienten, der wegen eines Herzinfarktes aufgenommen wurde, noch eine Hornhauttrübung festgestellt hat, die man aus irgendwelchen Gründen in der Beurteilung nicht erwähnen will, so kann es folgendermaßen heißen:

> „Massive Hornhauttrübung links (Säureverätzung 1980).“

Hängt bei einem Patienten, der wegen einer Niereninsuffizienz behandelt wird, der rechte Mundwinkel etwas herab, ohne daß eine zentrale oder periphere Fazialisparese nachzuweisen ist und ohne daß es einen Anhalt für eine neurologische Zusatzerkrankung gäbe, ist folgende Formulierung sicherlich erlaubt:

> „Geringes Herabhängen des rechten Mundwinkels (Gesichtasymmetrie).“

Dadurch kann man sich die Wertung dieses Nebenbefundes in der Beurteilung ersparen, hat aber einem später untersuchenden Arzt signalisiert, daß man diesen Befund schon erhoben hat.

Ist man sich aber nicht ganz sicher, ob nicht doch vielleicht eine ganz leichte zentrale Fazialisparese die Ursache ist, kann man den Inhalt der Klammer mit einem Fragezeichen versehen (Gesichtsasymmetrie?). Der gleiche Befund muß jedoch bei einem Patienten mit einer leichten Hemiparese *links* in der Beurteilung besonders erwähnt und diskutiert werden. Der KRITISCHE LESER könnte nämlich an eine gekreuzte Symptomatik bei einem Hirnstamminfarkt denken (Millard-Gubler-Syndrom).

Es hat sich eingebürgert, daß man bei einem Befund im Arztbrief auch das *Alter* des Patienten angibt. Dabei handelt es sich eindeutig um ein anamnestisches Element, welches sich in den Befund verirrt hat:

> „51jähriger Mann (170 cm/72 kg), das Abdomen stark aufgetrieben . . .“

Wollte man ganz korrekt sein und das Alter als anamnestisches Datum (den Taufschein legt ja niemand vor) auch bei der Anamnese im Arztbrief aufführen, dann müßte es dort z. B. heißen:

> „Er sei 51 Jahre. Seit 10 Tagen habe er starke Bauchschmerzen und keinen Stuhlgang mehr gehabt . . .“

was auch nicht viel umständlicher wäre.

Verschiedene Formen des körperlichen Befundes

Je nach Schwerpunkt oder Fachrichtung einer Klinik, aus welcher der Arztbrief stammt, bekommt der klinische Befund ein ganz bestimmtes Gepräge. In Berichten aus Fachkliniken (HNO-Kliniken, Augenkliniken usw.) wird der bei der allgemeinen körperlichen Untersuchung erhobene Befund – wenn überhaupt – meist nur oberflächlich dargestellt. Häufig werden dabei ganze Organsysteme außer acht gelassen. Oft ist der körperliche Befund auf die Angaben des Blutdrucks und der Pulsfrequenz beschränkt. Diese Entwicklung in der Medizin ist bedauerlich, kann aber in diesem Zusammenhang nicht weiter diskutiert werden.

Umgekehrt bleibt die Darstellung spezieller körperlicher Befunde (augenärztliche, orthopädische Befunde u. a.) oft rudimentär, wenn der Brief z. B. aus einer internistischen Klinik oder neurologischen Abteilung stammt.

Der allgemeine körperliche Befund entspricht im wesentlichen dem internistischen Befund. Daraus kann aber nicht abgeleitet werden, daß in einem Arztbrief aus einer neurologischen oder chirurgischen Klinik dieser Befund gekürzt werden oder gar fehlen darf. Dies gilt besonders auch für Briefe aus psychiatrischen und psychosomatischen Abteilungen. Kein Vertreter einer klinischen Fachrichtung möchte ja den Vorwurf auf sich sitzen lassen, daß er einen Patienten nicht in seiner „Ganzheit" sehe.

Umgekehrt findet man in internistischen Briefen oft eine gewisse Scheu, „fachfremde" Befunde darzustellen. Otoskopische oder ophthalmologische Untersuchungen werden oft gar nicht selbst durchgeführt, sondern gleich dem Konsiliarius überlassen.

Zu jeder allgemeinärztlichen Untersuchung gehören sowohl ein neurologischer als auch ein psychischer Befund. Einen brillanten psychischen Befund in einem Brief aus einer internistischen Klinik wird wohl niemand erwarten, aber einige Angaben zur Psyche des Patienten kann man auch von einem Internisten oder Chirurgen verlangen.

Häufig schaffen sich die Untersucher „fachfremde" Befunde mit folgender weit verbreiteter Wendung vom Hals:

„Grob neurologisch keine Auffälligkeiten."

Bei der Vorstellung einer „groben" neurologischen Untersuchung verkrampft sich wohl auch dem nicht so empfindsamen Neurologen das Herz. Er wird zwar nicht gerade die Vorstellung haben, daß bei der Untersuchung ein Vorschlaghammer benutzt wurde, er ist sich aber sicher, daß das Wort „grob" ohne weiteres mit ungenau, oberflächlich oder schlampig übersetzt werden darf. Die etwas feinere Formulierung:

„Die orientierende neurologische Untersuchung ergab . . ."

macht die Situation auch nicht besser. Solche Aussagen haben praktisch keinen Wert; man kann sich darunter alles oder nichts vorstellen. Die „orientierende" neurologische Untersuchung könnte aus einer isolierten Prüfung der Patellarsehnen- oder Achillessehnenreflexe bestanden haben. Es könnte aber auch zusätzlich noch nach einem Babinskischen Zeichen gesucht worden sein. Vielleicht aber war die neurologische Untersuchung sogar komplett, nur der Nichtneurologe war zu skrupelhaft oder zu unsicher, dies zu vermerken.

Wenn es für die Darstellung eines internistischen Krankheitsbildes im Arztbrief wichtig ist zu betonen, daß der neurologische Befund unauffällig war, so muß angeführt werden, was geprüft wurde. Handelt es sich um einen Patienten mit einem Diabetes mellitus, bei dem man

darauf hinweisen will, daß keine diabetische Polyneuropathie vorlag, so
genügt die Feststellung:

> „Die Beineigenreflexe seitengleich gut auslösbar. Die Tiefen- und Oberflä-
> chensensibilität intakt."

Es muß also immer angegeben werden, *was* geprüft wurde. Bei einem
Patienten, der eine Hepatitis durchgemacht hat, braucht man normaler-
weise die neurologische Untersuchung gar nicht zu erwähnen. Die
Feststellung, daß der neurologische Befund normal war, wäre in diesem
Zusammenhang genauso überflüssig wie z. B. die Angabe eines norma-
len Augenhintergrundes.

Auf alle Fälle gilt: Der unauffällige „grob-neurologische" Befund ist
immer ein grob-auffälliger Verstoß gegen die klinische Genauigkeit.

Gleiches gilt auch für die neurologischen Arztbriefe, in denen der
allgemeine körperliche Befund oft stiefmütterlich behandelt wird. Man
findet dort ebenso häufig die Angabe, daß die „orientierende" allgemeine körperliche Untersuchung nichts Krankhaftes ergeben habe; auch
hier muß festgehalten werden, was geprüft wurde. Den KRITISCHEN
LESER könnte der Verdacht beschleichen, daß die „orientierende"
körperliche Untersuchung aus der Messung des Blutdrucks und ansonsten nur aus einem allgemeinen Eindruck bestanden hat.

Schreibt man, daß die allgemeine körperliche Untersuchung keinen
krankhaften Befund ergeben hat, muß der KRITISCHE LESER davon
ausgehen können, daß die allgemeine körperliche Untersuchung auch
komplett war.

Nur — was gehört alles zu einer kompletten Untersuchung? Hierüber
gibt es ganz verschiedene Vorstellungen. Allein dies ist schon ein Grund
dafür, daß man die wesentlichen Befunde aufführt, welche zum Ver-
standnis der Diagnose wichtig sind.

Psychischer Befund

Bedeutung des psychischen Befundes

Der psychische Befund hat nicht nur für die Diagnosefindung bei
psychischen Krankheiten eine Bedeutung. Auch bei jeder körperlichen
Krankheit muß man sich über die psychische Situation seines Patienten
Klarheit verschaffen. Das Erfassen der Psyche eines Kranken ist ein
wesentlicher Teil ärztlichen Wirkens.

Wir alle jedoch erheben zunächst den psychischen Befund nicht rational, sondern wir lassen das Erleben, Verhalten und Befinden eines
Patienten auf uns einwirken. Wir erfassen rein intuitiv. Im ärztlichen
Alltag kommt man mit diesem intuitiven Erfassen meist aus. Leider
gewöhnt man sich jedoch mit der Zeit allzu gerne daran, über solch

intuitiv erfaßte Zustände sich keine Rechenschaft mehr abzulegen. Dies erklärt auch, warum in Arztbriefen, bei denen es um körperlich Kranke geht, das Psychische häufig ausgeklammert ist. – Ein Mangel, den es vielfach zu beheben gilt.

Man muß aber auch sehen, daß es häufig Arztbriefe gibt (z. B. nach Routineuntersuchungen, kleinen chirurgischen Eingriffen u. ä.), in denen ein psychischer Befund i. e. S. überflüssig wäre. Wenn ein Chirurg einem kleinen Mädchen wegen eines Panaritiums einen Fingernagel entfernt hat und dies dem Hausarzt mitteilt, dann wäre natürlich ein psychischer Befund im Arztbrief übertrieben. Aber eine kleine Nebenbemerkung über die psychische Verfassung des Kindes zum Zeitpunkt des operativen Eingriffes wäre sicherlich nicht verfehlt. Wenn es da z. B. heißt:

„Die kleine Marita war nach anfänglicher Scheu rasch zutraulich und hielt dann während des Eingriffs ihre Hand tapfer still.“

dann macht dies den ganzen Bericht doch viel persönlicher. Es handelt sich dabei zwar nicht um einen psychischen Befund, doch immerhin um einen Anklang daran. Wie häufig aber fehlen in den Arztbriefen gerade solche kleinen Anklänge! Das Eingehen auf die Psyche im Arztbrief – auch im Nebensatz – hebt diesen von einem rein wissenschaftlichen Sachbericht ab.

Je mehr ein Patient durch eine Krankheit in seiner psychischen Verfassung oder in seiner sozialen Umwelt gestört wird, desto dringlicher wird die Angabe des psychischen Befundes im Arztbrief. Ohne diesen Befund bleibt die Diagnose nämlich nur die Benennung einer abstrakten Krankheit ohne Bezug zum Patienten, der ja eine *individuelle* Krankheit hat.

Überraschend ist das große Interesse der niedergelassenen Ärzte am psychischen Befund (s. Tab. 2). Dabei ist besonders bemerkenswert, daß die Allgemeinpraktiker (weniger die Internisten) dasselbe Interesse wie die Nervenärzte am psychischen Befund zeigen. Dies unterstreicht die Forderung, daß man sich in Zukunft im Arztbrief mehr um den psychischen Befund kümmern muß und daß die stereotype Formel „psychisch unauffällig“ vermieden werden sollte.

Tabelle **2** Stellungnahme von 512 niedergelassenen Ärzten (in %) zu der Feststellung: Der klinische Befund soll einen psychischen Befund enthalten, auch wenn keine psychische Krankheit vorliegt.

	alle Ärzte	Nervenärzte	Allgemein-praktiker	Internisten
ja	55,8	57,2	59,4	46,2
nein	44,2	42,8	40,6	53,8

Darstellung des psychischen Befundes

Bei der Darstellung des psychischen Befundes im Arztbrief muß man sich an die gleichen Grundforderungen halten wie bei der Darstellung des körperlichen Befundes. Diese Grundforderungen sind Objektivität, Vermeiden von globalen Ausdrücken, Vermeiden von Wertungen und Vermeiden von Redundanz. Nur – die Erfüllung dieser Forderungen ist bei der Beschreibung des psychischen Befundes ungleich schwerer als beim körperlichen Befund.

Im Idealfall würde man bei der Darstellung des psychischen Befundes nicht nur die psychischen Abnormitäten und psychopathologischen Veränderungen festhalten, sondern auch mit wenigen Worten die gesamte Persönlichkeit des Patienten umreißen. Aber diese Aufgabe ist so schwer, daß ihr häufig auch begabte Schriftsteller nicht immer gewachsen sind.

Zunächst wäre jedoch viel getan, wenn wenigstens die psychopathologischen Befunde (z. B. Störungen des Antriebs, depressive Stimmung, Merkfähigkeitsstörungen, Denkstörungen, Störungen des Bewußtsein usw.) exakt beschrieben würden. Schon hier ergeben sich eine Reihe von Schwierigkeiten. Eine solche Beschreibung erfordert eine gewisse sprachliche Gewandtheit. Man erfaßt ja damit nicht nur den Befund nach einer einmaligen Untersuchung, sondern auch die Ergebnisse einer Verhaltensbeobachtung während eines längeren Zeitraums. Durch diese zusätzliche Aufgabe, die Dynamik zu beschreiben, wird die gesamte Darstellung erschwert.

Im Unterschied zum körperlichen Befund gehen in den psychischen Befund auch Momente der Anamnese ein. Dazu gehören z. B. nonverbale Signale des Patienten wie Mimik, Gestik, Veränderungen von Stimmlage oder Sprachmelodie. Häufig werden solche nonverbalen Informationen intuitiv erfaßt und mit globalen Begriffen wie depressiv, distanziert, kontaktarm o. ä. gekennzeichnet. Nur solchen Untersuchern, die zur ständigen Reflexion bereit sind, gelingt es, derartige intuitive Erkenntnisse so zu analysieren, daß sie als „objektive" Befunde aufgezeichnet werden können. Nur wenn man sich ständig bemüht, psychopathologische Veränderungen genau zu beschreiben, schärft man sich den Blick.

Verwendet man globale Begriffe, d. h. Begriffe mit einem großen Bedeutungshof, aber nur einem kleinen Bedeutungskern, bleibt man im Oberflächlichen verhaftet. Meist wird auch durch solche Begriffe diagnostisch etwas präjudiziert. Beim kardiologischen Befund haben wir dies u. a. am Beispiel des „Mitralöffnungstones" kennengelernt. Mit diesem Begriff wird ja sofort die Diagnose Mitralstenose verknüpft.

Beschreibt man einen Patienten z. B. mit den Worten „läppisch" oder „maniriert", ist dies fast immer schon gleichzusetzen mit der Diagnose:

Hebephrenie oder Schizophrenie. Auch die Bezeichnung *depressiv* enthält schon soviel diagnostisches Beiwerk, daß sie im Befund – so schwer es auch fallen mag – vermieden werden muß. Der Untersucher muß analysieren, wie er zu dem Eindruck „depressiv" gekommen ist.

Ähnliches gilt auch für den Begriff *euphorisch*. Hat ein Patient verschiedene neurologische Ausfälle und wird er dann noch als „euphorisch" bezeichnet, so impliziert dies oft die Diagnose: Multiple Sklerose.

In vielen Lehrbüchern wird nämlich als charakteristisch für die Multiple Sklerose ein Psychosyndrom mit Euphorie beschrieben. Dies scheint aber nicht zu stimmen. Häufiger als eine Euphorie findet man eine Dysphorie (92). Wenn eine „Euphorie" angegeben wird, handelt es sich meist nicht um eine Euphorie im eigentlichen Sinn, d. h. um eine Hochgestimmtheit, sondern um eine inadäquat ausgeglichene Stimmung. Der Untersucher, welcher sich als mitfühlender Arzt oft selbst in die Rolle seines schwerkranken Patienten versetzt, hätte bei sich in dieser Lage eine depressive Stimmung erwartet. Findet er dann die gelegentlich überraschend ausgeglichene Stimmung, welche durch eine mangelnde Krankheitseinsicht, z. B. bei einem organischen Psychosyndrom, bedingt ist, bezeichnet er dies dann inkorrekt als Euphorie.

Besser wäre es gewesen, die heiter-freundliche Zugewandtheit des Patienten und dessen inadäquat-optimistische Zukunftsbetrachtung zu beschreiben. Die Euphorie eines Patienten mit einer Manie oder eines Patienten, der bestimmte Drogen einnimmt, ist davon ganz verschieden; und völlig anders wiederum als diese Zustände ist eine beschwingt-heiter gehobene Stimmung, wie sie z. B. in dem Goethe-Schubert-Lied „Der Musensohn" zum Ausdruck kommt.

Viele Patienten werden im psychischen Befund als *affektinkontinent* bezeichnet. Man meint damit, daß sie schon bei unverhältnismäßig geringen Anlässen mit wehmütigem oder traurigem Charakter in Tränen ausbrechen. Es wäre aber besser, man würde in solchen Fällen das Wort „affektinkontinent" vermeiden, denn damit ist auch die vermehrte Durchlässigkeit von anderen Affekten wie Heiterkeit, Wut oder Zorn gemeint. Es wäre also exakter, rein beschreibend von einer „vermehrten Neigung zum Tränenausbruch bei geringen Anlässen" zu sprechen. Eine kurze Erwähnung solcher Anlässe wäre von Bedeutung, um das Ausmaß der Affektinkontinenz zu beurteilen. Auch ist es wesentlich, ob solche Zustände häufig oder selten auftreten. Beschreibt man einen gewissermaßen explosiv auftretenden Weinausbruch, oft nach unspezifischen Reizen, der dann rasch wieder versandet, so weiß der KRITISCHE LESER, daß es sich vermutlich gar nicht um eine Affektinkontinenz handelt, sondern um ein *pathologisches Weinen* (89). Dieses weist auf eine Läsion von suprabulbären Bahnen hin, während die reine Affektinkontinenz mehr für eine diffuse Schädigung des Gehirns spricht.

Häufig erschöpft sich der psychische Befund in der mehr oder weniger vollständigen Auflistung psychopathologischer Erscheinungen. Dies findet man auch in psychiatrischen Kliniken (5). Damit ist jedoch ein großer Teil der Psyche des Kranken noch nicht erfaßt. Gerade das Erleben des Patienten und der Stellenwert, den er bestimmten Ereignissen in seiner Biographie zumißt, können der Schlüssel zum pathogenen Konflikt sein. Dieses Erlebnis kann man aber nur über die Anamnese erfahren, und es wird teilweise auch in den psychischen Befund eingebracht.

Wenn eine Patientin bei der Exploration einer konfliktreichen Partnerschaftsbeziehung an einer bestimmten Stelle des Gespräches plötzlich stockt, tief Atem holt oder eine abwehrende Körperbewegung macht, dann ist dies eine bedeutsame anamnestische Information, aber auch ein Element des psychischen Befundes. Eine genaue Trennung von Anamnese und Befund ist hier also nicht mehr so scharf möglich wie beim körperlichen Befund.

Komplizierend kommt noch hinzu, daß der Arzt sich in den Patienten einfühlen muß, um ihn zu verstehen. Er wird zum „teilnehmenden Beobachter" (109). Damit muß er auch seine distanziert-wissenschaftliche Haltung aufgeben, welche beim Erheben des körperlichen Befundes und der Erfassung rein psychopathologischer Phänomene unabdingbar ist. Seine Denkweise bekommt jetzt einen hermeneutischen Charakter. Damit kann er zwar ganz besondere Einblicke bekommen, setzt sich aber auch besonderen Gefahren aus (S. 105). Auf alle Fälle: Der KRITISCHE LESER muß sich mit sehr subjektiv getönten Informationen zufriedengeben.

An den psychischen Befund im Arztbrief können die naturwissenschaftlichen Kautelen also nicht so streng angelegt werden wie an den körperlichen Befund. Dennoch ist dies kein Freibrief für unkritische und unreflektierte Äußerungen. Man wird sich gewöhnlich bei der Darstellung des psychischen Befundes an die Regeln halten können, welche auch für die Darstellung des körperlichen Befundes gelten. Es sind lediglich Ausnahmen von der Regel möglich.

Zusatzbefunde

Um zur Diagnose zu kommen, braucht der Kliniker in der Regel Befunde, welche er nicht selbst erheben kann. Solche Befunde müssen natürlich im Arztbrief auch referiert werden. Man unterscheide bei den Zusatzbefunden solche, die vorwiegend *apparativ* gewonnen werden, und Befunde, die aus dem *klinisch-chemischen Laboratorium* kommen. (Diese werden allerdings heute auch häufig über Apparate gewonnen.) Bei der Wiedergabe der Zusatzbefunde im Arztbrief ergeben sich zwei Fragen:

– Sollen alle Zusatzbefunde angegeben werden?
– Wie sollen die Zusatzbefunde referiert werden?

In der heutigen Medizin haben die Zusatzbefunde eine sehr große Bedeutung und werden auch im Arztbrief entsprechend ausführlich wiedergegeben. Dennoch sollte bei der Abfassung des Arztbriefes nie vergessen werden, daß das *Kernstück* der gesamten Diagnostik die *Anamnese* und der *körperlich-psychische Befund* bleiben müssen. Alle anderen Befunde, auch wenn sie für die Diagnose richtungsweisend sind, bleiben Befunde, die mit dem Begriff „Zusatzbefunde" treffend bezeichnet werden.

Sollen alle Zusatzbefunde angegeben werden?

In der Regel wird man alle Zusatzbefunde angeben, auch wenn einige – wie so oft – unnötig veranlaßt wurden. Manche „unnötige" Untersuchung wurde aber nicht aus Denkbequemlichkeit in die Wege geleitet, sondern einfach deshalb, weil man anfänglich auf der falschen diagnostischen Fährte war. Solche Untersuchungen können nachträglich, wenn man die Diagnose kennt, unnötig erscheinen, haben aber doch zum Ausschluß einer anderen Krankheit gedient. Auch wird man gelegentlich durch Drängen des Patienten oder aus anderen Gründen dazu verleitet, gewisse Untersuchungen zu veranlassen, die nicht unmittelbar der Diagnostik oder Kontrolle des Therapieverlaufes dienen.

In vielen Kliniken werden auch gewisse Untersuchungen bei jedem Patienten routinemäßig durchgeführt. Es ist also häufig so, daß der Verfasser eines Arztbriefes eine ganze Reihe von Informationen vorliegen hat, die für die Diagnose letztlich irrelevant sind.

War ein Patient mit einer Ischialgie acht Tage im Krankenhaus, so ist dort meist routinemäßig eine Röntgenaufnahme des Thorax und ein EKG angefertigt worden. Es handelt sich dabei um Untersuchungen, die teuer sind und die man, zumindest was die Röntgenuntersuchung betrifft, nicht ohne weiteres wiederholen kann. Wenn man diese für die Diagnose letztlich unwichtigen Befunde im Arztbrief aufnimmt, wie dies viele Kliniker tun, hat dies doch Vorteile. Im Falle einer späteren andersartigen Erkrankung bestehen dann Vergleichsmöglichkeiten, was sehr wertvoll sein kann.

Überflüssiges für das Verständnis von Diagnose und Therapie im Arztbrief zu vermeiden, ist eine Regel, von der es also Ausnahmen gibt.

Knapp ⅔ (61%) der mittels Fragebogen befragten Ärzte wünschten sich, daß im Arztbrief *alle* apparativ gewonnenen Befunde wiedergegeben werden. Bei den einzelnen Fachgruppen (Nervenärzte, Allgemeinärzte, Internisten) gab es praktisch keine Unterschiede.

Wie referiert man Zusatzbefunde?

Häufig findet man die Zusatzbefunde (Röntgen-, EKG-, Lungenfunktions-, EEG-, Ultraschallbefunde u. ä.) in den Arztbriefen wörtlich wiedergegeben. Dadurch wird meist sehr viel Überflüssiges mitgeteilt. Im allgemeinen formuliert der Röntgenologe oder Arzt, welcher ein EKG beurteilt, seinen Befund nicht „arztbriefgerecht". Meist hatte der Röntgenologe, als er seine Bilder beurteilte, nur wenig klinische Daten, denn seine Untersuchung steht ja auch meist am Anfang der Diagnostik. Wenn er z. B. von einem Patienten mit chronischen Kopfschmerzen eine Schädelaufnahme beurteilt, weiß er vielleicht, daß bei der klinischen Untersuchung geringe Reflexdifferenzen gefunden wurden und daß im EEG leichte Allgemeinveränderungen sich zeigten. Der Kliniker hat ihm vielleicht auch noch geschrieben, daß er einen Hirntumor vermutet. Die Beurteilung des Röntgenologen könnte dann evtl. folgendermaßen lauten:

> „*Röntgenaufnahme des Schädels 2 Ebenen:* Leichte Ausweitung der Sella turcica mit Kalksalzminderung der Sellalehne ohne Destruktion. Es besteht der Verdacht auf Hirndruck durch Raumforderung. Es könnte sich aber auch um eine Osteoporose und eine konstitutionell weite Sella handeln."

Wenn die klinische Untersuchung im weiteren Verlauf ergeben hat, daß die Kopfschmerzen durch einen Tablettenabusus verursacht waren, wäre es sinnlos, wenn der Kliniker den Befund des Röntgenologen im Arztbrief – was leider häufig geschieht – wörtlich zitieren würde: *Die Wiedergabe eines Befundes aus einem anderen Fachgebiet muß genau wie die des eigenen Befundes immer epikritisch überdacht und dann modifiziert im Arztbrief abgefaßt werden.* Die obenstehende Beurteilung, Röntgenaufnahme des Schädels, würde im Arztbrief etwa folgendermaßen lauten:

> „*Röntgenaufnahme des Schädels 2 Ebenen:* Bis auf eine leichte Osteoporose im Gebiet der Sellalehne keine Normabweichung."

Leider sind fachfremde Befunde und Beurteilungen häufig voll von überflüssigem Beiwerk. Dies kann aber auch von einem Anfänger klar erkannt werden, wenn er jeden Satz, den er zu referieren hat, auf seine Notwendigkeit überprüft. Viele Routineaufnahmen des Thorax z. B. werden von Röntgenologen abschließend oft mit Redundanz beurteilt:

> „*Röntgenaufnahme Thorax 2 Ebenen:* Herz normal konfiguriert, nicht ausgeweitet, allenfalls leicht vorspringender Aortenknopf. Kein Hinweis für Tuberkulose oder Tumor. Kein Erguß."

Im Arztbrief muß es dann kurz und bündig heißen:

> „*Rö.-Aufn. Thorax 2 E.:* Kein path. Bef."

Die Angaben von Negativbefunden bei der Beurteilung von Röntgenbildern, EEG, EKG u. a. ist eigentlich auch klinikintern nur dann berechtigt, wenn der Kliniker besonders danach gefragt hat. Wenn man klinisch einen Erguß rechts basal vermutet, dann muß der Röntgenologe durchaus mitteilen, daß er ganz besonders auf diese Fragestellung geachtet hat. Er würde in einem solchen Fall in seiner abschließenden Beurteilung schreiben:

„Kein pathologischer Befund. Kein Hinweis für Pleuraerguß."

Warum aber solche Negativbefunde routinemäßig bei der Beurteilung von Röntgenbildern, EKG-Streifen, EEG-Kurven u. a. angegeben werden, bleibt unklar. Für den Anfänger aber ist es besonders lehrreich, Befunde anderer Kollegen darauf zu untersuchen, welche Angaben überflüssig sind und wie man den Befund in gestraffter Form im Arztbrief wiedergibt.

Werden bei solchen apparativen Zusatzuntersuchungen Veränderungen gefunden, die nicht klar zu deuten oder gar pathologisch sind, muß man sich natürlich genau überlegen, was man dem KRITISCHEN LESER anbietet.

Meist muß man sich dann einige beschreibende Elemente aus dem Befund des Röntgenologen heraussuchen, die man referiert. Dabei muß man sich selbstverständlich auch an die Prinzipien halten, welche für den klinischen Befund gelten. Es dürfen also an dieser Stelle keine Wertungen und Meinungen angeführt werden.

Dies wäre nicht schwer, wenn der Röntgenologe oder der EKG-Arzt sich auch an diese Prinzipien halten würden. Aber oft handelt es sich um ein buntes Gemenge von Befund und Wertung, und es bleibt häufig dem Kliniker überlassen, diejenigen Einzelbefunde herauszusuchen, auf welche sich dann schließlich die Beurteilung des Röntgenologen stützt. Dies kann natürlich nur der Kliniker, welcher sich in dem entsprechenden Fachgebiet wenigstens einigermaßen auskennt. Ist dies nicht der Fall – welcher Assistent im ersten Jahr versteht schon etwas von Röntgenbildern oder vom EKG? – muß der Verfasser des Briefes mehr oder weniger den Befund wörtlich zitieren, was die Qualität des Arztbriefes häufig nicht gerade hebt.

Die befragten niedergelassenen Ärzte wünschten sich in der überwiegenden Mehrzahl *keine wörtliche* Wiedergabe des Befundes vom Röntgenologen oder EKG-Arzt. So wollten nur 23% den genauen Wortlaut des Befundes, 77% gaben einer kurzen Zusammenfassung durch den Kliniker den Vorzug.

Laborwerte

In der heutigen Medizin bekommen die Laborwerte einen immer größeren Stellenwert. Sie sind relativ einfach zu erhalten und ihre Aussagekraft ist oft hoch. Laborwerte sind deshalb auch häufig gewissermaßen die Kügelchen einer diagnostischen Schrotschußladung, die der Kliniker zumindest am Anfang der Diagnostik – meist mit geschlossenen Augen –

einmal abzufeuern pflegt. Beim Diktat des Arztbriefes hat man deshalb regelmäßig eine große Zahl von Laborwerten vorliegen, die verarbeitet werden müssen. Bei vielen Arztbriefen hat man den Eindruck, daß solche Werte einfach der Reihe nach ohne Überlegung herunterdiktiert wurden. Manche Kliniker machen es sich noch bequemer und legen dem Brief einfach einen Computerausdruck bei mit dem lapidaren Begleitsatz: „Die Laborwerte mögen Sie bitte dem beigelegten Computerausdruck entnehmen." So entledigen sie sich der leidigen Pflicht, die Werte nach bestimmten Gesichtspunkten zu ordnen. Man kann aber dem Leser weder einen bloßen Computerausdruck noch eine unstrukturierte Aufzählung von Laborwerten zumuten. Man sollte zumindest zusammengehörende Werte zusammen und Normalwerte und pathologische Werte getrennt aufführen.

Bei pathologischen Laborwerten müssen immer die entsprechenden Zahlenwerte angegeben werden, bei Normalwerten ist dies z. T. nicht unbedingt nötig. Wir pflegen aber auch die normalen Laborwerte in exakten Zahlen anzugeben, um dem Hausarzt später evtl. eine Vergleichsmöglichkeit zu bieten.

Die Angabe:

„Normale BKS (Blutkörperchensenkungsgeschwindigkeit), normales rotes und weißes Blutbild."

ist doch zu ungenau. Will man später vergleichen, ist es sehr wichtig zu wissen, ob die Leukozyten bei der Entlassung z. B. 4000 oder 8000/mm^3 betragen haben. Kontrolliert der Hausarzt die Leukozyten und findet 11 000/mm^3, ist dies bei einem Vergleichswert von 3000 anders zu bewerten als bei 8000. Umgekehrt kann es schon beunruhigend sein, wenn z. B. unter einer Therapie mit Azathioprim die Leukozyten von 8000 auf 4000 absinken. Betrug der Vorwert schon 4200 kommt dem keine Bedeutung zu.

Je nach Krankheitsbild muß der Kliniker sich also Gedanken machen, bei welchen Normalwerten er die genaue Zahlenangabe weglassen kann. Auf alle Fälle ist es sicherer, alle Laborwerte mit Zahlenangaben wiederzugeben. Wie bei den apparativen Zusatzuntersuchungen ist es vielerorts üblich, *alle Laborwerte, die gewonnen wurden, anzugeben*, ob sie nun für die Diagnose und Therapie von Bedeutung sind oder nicht. Wesentlich jedoch ist, daß man die Werte, auf die man sich bei der Beurteilung beziehen muß, zusammenstellt und dadurch etwas hervorhebt.

Meist kann man beim Leser nicht voraussetzen, daß er von allen Laborwerten, die im Arztbrief erwähnt sind, auch die Normalwerte kennt. Zudem differieren gewisse Normalwerte von Klinik zu Klinik je nach Untersuchungsmethode. Für den Leser ist es sehr angenehm (zum Diktieren etwas umständlich), wenn bei jedem Laborwert in Klammern auch der Normalwert angegeben wird, besonders bei den pathologisch veränderten Werten. Manche Kliniker legen dem Arztbrief auch eine gedruckte Normalwerttabelle bei, was dieses Problem am elegantesten löst.

Von den 512 mit Fragebogen erfaßten niedergelassenen Ärzten wünschten sich 74% die normalen und pathologischen Laborwerte im Arztbrief getrennt aufgeführt. 82% wünschten sich nur die pathologischen Werte mit Zahlenangaben, die Normalwerte ohne Zahlenangabe.

6 Konsiliarbericht im Arztbrief

Der Begriff Konsil kommt von lat. consilium, was sowohl Rat als auch Beratschlagung bedeutet. Es ist ein alter Brauch, daß in besonderen Fällen ein Arzt einen anderen als Diskussionspartner und Ratgeber hinzuzieht.

Das ärztliche Konsil hat sich sehr gewandelt. Im Mittelalter, aber auch noch im 19. Jahrhundert und am Anfang des 20. Jahrhunderts hatte es die größte Bedeutung. Berühmte Ärzte verbrachten einen großen Teil ihrer Zeit mit ausgedehnten Konsiliarreisen, oft weit über die Landesgrenzen hinaus (82). Es war üblich, daß begüterte Patienten sich häufig mehrere Ärzte von weit her kommen ließen, und es entstanden sogenannte „Massenkonsile". Am Krankenbett Lenins versammelte sich die medizinische Prominenz ganz Europas (84). Derartige übersteigerte Konsile und Massenkonsile sind durch zunehmende diagnostische Sicherheit außer Mode gekommen. Aber durch die zunehmende Spezialisierung hat das ärztliche Konsilium in etwas anderer Form eine besondere Bedeutung. Noch nie war die Zahl von Überweisungen zum Facharzt so groß. Auf jeder Krankenhausstation erscheint fast routinemäßig wöchentlich ein Facharzt und nimmt seine Konsiluntersuchungen vor.

Ein solches Konsil im Krankenhaus kann verschiedene Bedeutung haben. Es kann z. B. einberufen worden sein, um eine interkurrente Erkrankung, die mit dem eigentlichen Krankheitsbild gar nichts zu tun hat, zu erkennen und richtig zu behandeln. Solche Konsile haben dann im Arztbrief selten eine Relevanz. Ein leichter, rasch vorübergehender Infekt der oberen Luftwege, welcher HNO-ärztlich behandelt wurde, spielt im Arztbrief eines Kranken, der 12 Wochen wegen einer Wirbelsäulenoperation in der Klinik lag, keine Rolle.

In der Regel aber dient das Konsil dazu, über die zur Frage stehende Krankheit weitere Aufschlüsse zu bekommen.

Im Arztbrief sollen dann sowohl die wesentlichen Befunde als auch die Meinung des Konsiliarius in einer eigenen Rubrik wiedergegeben werden. War das Ergebnis der Konsiliaruntersuchung für die Diagnose richtungsweisend, so muß es auch entsprechend in der Beurteilung im Arztbrief wiedergegeben werden. Es könnte dort z. B. lauten:

> „Zu unserer Annahme, daß es sich nicht um Synkopen gehandelt hat, paßt das Ergebnis der neurologischen Konsiliaruntersuchung durch Herrn Dr. X.

Er fand ganz leichte Halbseitenzeichen rechts und interpretierte diese im Zusammenhang mit der von uns schon festgestellten Randunschärfe der Papille (beginnende Stauungspapille) als Ausdruck einer intrakraniellen Raumforderung. Die unklaren Bewußtseinszustände wären dann am ehesten als epileptische Anfälle zu deuten, obwohl wir keine genaue Beobachtung der Zustände vorliegen haben."

Das Konsilium wird in den Arztbriefen häufig nicht richtig herausgestellt. Ein Grund dafür ist sicherlich der, daß öfters kein „consilium" im eigentlichen Sinne stattgefunden hat, weil eine Besprechung zwischen behandelndem Arzt und Konsiliararzt aus zeitlichen oder anderen Gründen unterblieben ist. Der Konsiliararzt hat dann meist nur handschriftlich mit spärlichen Worten seinen Befund und seine Beurteilung fixiert. Das eigentlich Erstrebenswerte, nämlich die fächerübergreifende Beurteilung des Krankheitsbildes, hat nicht stattgefunden.

Besonders schwierig wird es, wenn die Beurteilung des Konsiliarius nicht in das Gesamtkonzept paßt. Hier muß unbedingt ein Konsens geschaffen werden, auch wenn man unter Umständen einen weiteren Konsiliarius hinzuziehen muß. Man kann in der Beurteilung dem KRITISCHEN LESER durchaus verschiedene differentialdiagnostische Überlegungen vorlegen, aber man sollte ihm nur in den seltensten Fällen zwei verschiedene Meinungen anbieten.

In der Regel wird aber bei einem echten consilium, d. h. in diesem Falle einer Beratschlagung, auch ein Konsens geschaffen. Dazu gehört, daß dem Konsiliararzt eine klar umrissene Frage gestellt wird, daß man ihm alle Befunde, welche schon erhoben worden sind, zur Verfügung stellt und sich mit ihm *persönlich* berät.

Bei dieser Beratung bedarf es allerdings gelegentlich eines gewissen dialektischen Geschicks.

7 Diagnose im Arztbrief

Allgemeines zur Diagnose

Der Begriff Diagnose ist aus dem Griechischen abgeleitet und bedeutet „durchschauende" Erkenntnis körperlicher und psychischer Störungen (dia-gignoskein = durchschauen, gründlich erkennen). In unserem Zusammenhang bedeutet Diagnose nur die *Benennung eines Krankheitsbildes*. Der Begriff Diagnose ist somit untrennbar mit dem Begriff Krankheit verbunden. Dadurch ergeben sich erhebliche Schwierigkeiten, denn der Begriff Diagnose wird mit einem Begriff definiert, dessen Definition selbst noch nicht befriedigend gelungen ist. Krankheit und Kranksein sind Gegenstand vieler Betrachtungen und Diskussionen, die noch lange nicht zum Abschluß gebracht worden sind (4, 13, 16, 43, 96, 102, 114).

Man muß zwischen der Idee der Krankheit, d. h. der Krankheit an sich, bzw. der Abstraktion der Krankheit einerseits und dem kranken Menschen andererseits unterscheiden. Mit unserer üblichen Diagnose können wir nur die *abstrakte* Krankheit benennen, der Mensch in seiner Krankheit wird allenfalls andeutungsweise dadurch erfaßt.

Aber auch wenn man das Problem außer acht läßt, daß eine Diagnose den kranken Menschen miterfassen sollte, hat man immer noch genügend Schwierigkeiten, ein abstraktes Krankheitsbild korrekt zu benennen.

Gemeinhin glaubt man, alles sei in Ordnung, wenn nur die *richtige* Diagnose gestellt worden ist. Untersucht man aber den Begriff Diagnose etwas näher, dann merkt man, daß eine richtige Diagnose allein nicht unbedingt auch eine voll befriedigende, d. h. *zweckmäßige* Diagnose ist.

Eine solche zweckmäßige Diagnose muß drei Bedingungen erfüllen:

a) Sie muß genau sein und möglichst das erste Glied oder wenigstens eines der ersten Glieder der pathogenetischen Kette erfassen (ätiologische Diagnose).

b) Sie muß frühzeitig gestellt werden.

c) Sie muß einen hohen Sicherheitsgrad aufweisen.

Eine Diagnose kann durchaus richtig, aber trotzdem noch ungenau sein. So ist z. B. die Diagnose „Herzinsuffizienz" richtig, aber doch noch sehr global und dadurch ungenau. Aus dieser Diagnose können sich aber dennoch genügend therapeutische Ansätze ergeben. Ein Schritt näher zum Anfangsglied der pathogenetischen Kette wäre aber die Diagnose „Linksherzinsuffizienz". Wurde sogar ein Klappenfehler als Ursache gefunden, ist man dem Anfangsglied noch näher gerückt. Konnte man nun noch ein akutes rheumatisches Fieber als Ursache des Klappenfehlers nachweisen, das z. B. auf eine Tonsillitis mit A-Streptokokken hin auftrat, hat man sich schon ziemlich weit vorgearbeitet. Es wäre aber nur bedingt richtig zu glauben, man habe jetzt schon eine rein ätiologische Diagnose gestellt. Unklar bleibt nämlich, warum gerade unser Patient von einem akuten rheumatischen Fieber nach Streptokokkeninfekt befallen wurde, obwohl er vielleicht früher schon einmal folgenlos einen gleichartigen Infekt überstanden hatte und obwohl in den meisten Fällen nach Streptokokkeninfekten kein akutes rheumatisches Fieber auftritt.

Die Frage, warum ein bestimmter Mensch von einer bestimmten Krankheit befallen wird, läßt sich in den meisten Fällen auch theoretisch nicht beantworten. Bei fast jedem Krankheitsbild kommen wir mehr oder weniger rasch an den Punkt, an dem wir erkennen müssen, daß man sich nicht mehr weiter zu den Anfangsgliedern vorarbeiten kann. ROBERT KOCH glaubte, er habe die Ätiologie der Tuberkulose vollständig erfaßt. Die Frage, warum nur einzelne Menschen an Tuberkulose erkranken, aber offensichtlich doch ca. 80% der Bevölkerung eine klinisch inapperente Infektion durchgemacht haben, ist immer noch nicht befriedigend erklärt. Offensichtlich sind die Anfangsglieder der pathogenetischen Kette häufig sehr verzweigt (plurikausale Ätiologie).

Nur bei wenigen Krankheiten ist uns die Ätiologie völlig bekannt. Dazu gehören Verletzungsfolgen und Störungen durch Intoxikationen, auch wenn einige Zwischenglieder der pathogenetischen Kette dabei unklar bleiben müssen. Völlig bekannt ist z. B. die Ätiologie der Hauterscheinungen bei Skabies (Krätzmilbe).

Wir wollen in unserem Zusammenhang eine Diagnose aber schon dann als *ätiologische Diagnose* bezeichnen, wenn sie so nahe an das pathogenetische Anfangsglied einer Krankheit herankommt, wie es der derzeitige Stand wissenschaftlicher Kenntnisse überhaupt erlaubt.

Eine wesentliche Forderung an eine zweckmäßige Diagnose ist, daß sie möglichst weitgehend die Ätiologie erfaßt. Eine Diagnose, die ätiologisch nicht befriedigt, kann allerdings trotzdem lebensrettend sein. Wird man zu einem Patienten gerufen, der sich im Schock befindet, reicht die Diagnose „Volumenmangelschock" zunächst schon aus. Man kann lebensrettende Erstmaßnahmen einleiten, auch wenn die Quelle der inneren Blutung noch nicht lokalisiert ist.

Eine blendende, ätiologisch richtige Diagnose nützt umgekehrt wiederum dem Patienten nichts, wenn sie zu spät gestellt wird.

Zur zweckmäßigen Diagnose gehört auch ein gewisses Maß an Sicherheit. Oft kommen wir aber über einen bloßen Verdacht nicht hinaus. Ein solcher Verdacht kann zwar lebensrettend gewesen sein, die Diagnose war aber nicht voll befriedigend. Vermutet man z. B. eine Appendizitis, muß trotz der Unsicherheit operiert werden. Hat sich der Verdacht nicht bestätigt, so war die Operation zwar umsonst, aber dennoch berechtigt. Die Verdachtsdiagnose wäre aber auch nicht voll befriedigend gewesen, wenn sie in dem gleichen Fall operativ bestätigt worden wäre, denn die präoperative Sicherheit war zu gering gewesen.

Im klinischen Alltag, noch mehr im Alltag der Praxis (8) kann man meist keine, in unserem Sinn voll befriedigende Diagnose stellen. Man muß häufig abwägen, ob bei einem Bagatellfall diagnostische Maßnahmen überhaupt in einem richtigen Verhältnis zum Krankheitsbild bzw. zum zu erwartenden therapeutischen Erfolg stehen. Es ist sinnlos, bei einem banalen Infekt auf Erregersuche zu gehen. Es ist genauso sinnlos und der ärztlichen Ethik widersprechend, bei einem Patienten mit diffuser Metastasierung alles daranzusetzen, den Primärtumor zu finden.

Hat man die Diagnostik abgeschlossen, dann muß die Diagnose, „dieser blitzende Kristall der Ratio" (P. BAMM), formuliert werden. Aus den oft mangelhaften Formulierungen der Diagnose in vielen Arztbriefen kann man erkennen, daß hier einige Schwierigkeiten bestehen.

Unsere Diagnosen sind nicht einheitlich, und es gibt noch keine befriedigende Systematik der Krankheiten. Seit LINNÉ und SYDENHAM ist es ein Traum der Ärzte, ein Krankheitssystem aufzustellen, etwa analog dem System der Pflanzen und Tiere mit Arten und Gattungen. SYDENHAM (1624–1689) glaubte an ein alle Krankheiten verbindendes Naturgesetz. Es ist aber äußerst zweifelhaft, ob – wie bei den Lebewesen – ein ähnlicher „innerer" Zusammenhang der Krankheiten besteht und ob hier eine entsprechende Taxonomie möglich sein wird. Wir sind jedenfalls weit davon entfernt, Zusammenhänge zu erkennen, die eine allgemeine Klassifizierung der Krankheiten problemlos ermöglichen würde.

Die Bezeichnung unserer Krankheiten ist dementsprechend auch ganz unsystematisch, d. h. bei der Benennung von Krankheiten herrschen verschiedene Prinzipien vor.

So werden viele Krankheitsbilder nach dem *beherrschenden Symptom* benannt, wie z. B. Epilepsie (Fallsucht), Typhus (typhös = benommen), Diabetes mellitus (Zuckerharnruhr) oder Demenz (dementia = Unsinn, Wahnsinn). Verschiedene Krankheiten werden nach der *gestörten Funktion* eines Organes benannt, wie Hyperthyreose, Herzinsuffizienz, Nebennierenrindeninsuffizienz. Wieder andere Krankheiten bekommen ihren Namen nach dem Erstbeschreiber (Parkinsonsche Krankheit, Morbus Boeck, Ormondsche Krankheit). Besonders häufig werden Krankheiten nach der *Hauptlokalisation* und dem *pathologisch-anato-*

mischen Befund benannt (Bronchitis, Lobärpneumonie, Herzinfarkt, Arteriosklerose, Tuberkulose, Hepatitis).

Zu dieser mangelhaften Systematik kommt noch erschwerend hinzu, daß für gleichartige Krankheitsbilder öfters verschiedene Bezeichnungen üblich sind. Manchmal werden auch verschiedene Begriffe, die eine verschiedene Bedeutung haben, aber Überschneidungen aufweisen, synonym gebraucht (z. B. Koronarinsuffizienz–Angina pectoris–Myokardischämie).

Nicht selten werden zunächst sehr brauchbare Krankheitsbegriffe in ihrem Bedeutungsfeld so unkritisch erweitert, daß der ursprüngliche Bedeutungskern kaum mehr erkennbar ist. Auf diese Weise entstehen dann sogenannte „Modediagnosen" (z. B. vegetative Dystonie, larvierte Depression).

Außerdem ist nicht zu übersehen, daß in der medizinischen Literatur – ähnlich wie in der Politik – ein Hang zu Wortneuschöpfungen besteht, der nicht immer nur zum Fortschritt, sondern häufig auch zu einem „Turm-von-Babylon-Phänomen" führt, das man besonders in der Psychiatrie und in den verschiedenen Richtungen der Psychotherapie feststellen kann.

Bei der Formulierung einer Diagnose ist man öfters auch auf den Begriff *Syndrom* angewiesen. Man versteht darunter einen Symptomenkomplex, d. h. eine mehr oder weniger überzufällige Symptomkonstellation. Bei einem Syndrom ist im allgemeinen entweder die Pathogenese oder die Ätiologie oder auch beides unbekannt.

Bei einer Krankheit dagegen (Morbus i. e. S.) sollen die Faktoren der Ätiologie und Pathogenese alle bekannt sein.

> „Die klassische Krankheit bildet somit eine durch festgelegte Regeln klar umschriebene Krankheitseinheit, deren sämtliche Erscheinungen sich einerseits durch eine einheitliche und bekannte, meist von außen her einwirkende Ursache (Ätiologie) sowie andererseits durch eine regelhafte und typische Art der Auseinandersetzung des Organismus mit dieser Ursache (Pathogenese) eindeutig erklären lassen und sich auch durch sie regelmäßig reproduzieren lassen" (67).

Dennoch werden aber gut beschriebene und weitgehend aufgeklärte Krankheitsbilder als „Syndrom" bezeichnet, was nicht gerade zur allgemeinen Verständigung beiträgt (z. B. Karzinoidsyndrom). Überhaupt werden viel zu viele Krankheitserscheinungen einfach mit dem Beiwort Syndrom belegt. Viele diffuse und unklare „Syndrome" erweisen sich bei genauer Betrachtung als überflüssig und lassen sich in eine Vielzahl von „Untersyndromen" auflösen. So sagt der Begriff „Schulter-Arm-Syndrom" eigentlich überhaupt nichts anderes aus, als daß Schmerzen in der Schulter- und Armregion bestehen. Dies ist aber zuwenig für ein Syndrom. Kritische Autoren ziehen es deshalb vor, vom „Schulter-Arm-Schmerz" zu sprechen (z. B. 81).

Manche wohlbekannte Syndrome können sich auch wieder auflösen, wenn durch entsprechende statistische Untersuchungen die Überzufälligkeit der Symptomenkonstellation nicht bestätigt wurde. So handelt es sich z. B. beim (Foster-)Kennedy-Syndrom (Kernsymptome: Papillenatrophie auf der gleichen Seite und Stauungspapille auf der Gegenseite bei Stirnhirntumoren) nur um eine zufällige Symptomenkonstellation (65).

Formulierung der Diagnose

Wenn man eine Diagnose formulieren will, muß man eine Vielzahl von mehr oder weniger scharfen Begriffen benützen, die dazu oft noch unsystematisch gebildet worden sind. An solche Begriffe haben wir uns zwar durch Tradition und Übung so gewöhnt wie die Chinesen an ihre 50 000 Schriftzeichen: Nicht jeder kann aber mit ihnen virtuos umgehen.

Beim Formulieren einer Diagnose sollte man sich deshalb um so mehr an bestimmte Richtlinien halten, damit eine gewisse Einheitlichkeit, d. h. eine Allgemeinverständlichkeit, erhalten bleibt. Die Diagnose muß im Arztbrief außerordentlich *kurz und prägnant* sein. Sie so zu formulieren heißt: ein abstraktes Krankheitsbild gewissermaßen auf den *kürzesten Nenner* zu bringen. Die sich daraus ergebende Benennung des Krankheitsbildes ist aber oft klinisch nicht zu gebrauchen. Da die Diagnose zweckmäßig (praxisbezogen) sein soll, muß sie, nachdem man zunächst die Kürzung vollzogen hat, wieder so ausgeweitet werden, daß zu folgenden Punkten eine Aussage gemacht wird:

a) Lokalisation der pathologischen Veränderungen (topische Diagnose),
b) Art und Ausmaß der pathologischen und pathophysiologischen Veränderungen (u. a. pathologisch-anatomische Diagnose),
c) Ursache der pathologischen Veränderungen (ätiologische Diagnose),
d) Art und Ausmaß der Funktionsstörungen,
e) Dynamik der Entwicklung,
f) Grad der Richtigkeit.

Lokalisation

Der erste diagnostische Schritt ist fast immer die Lokalisation einer Schädigung. Ist diese Lokalisation gelungen, hat man schon einmal die *topische* Diagnose. Diese topische Diagnose kann u. U. sehr leicht sein (z. B. offene Unterschenkelfraktur links).

Sie kann aber auch sehr viel gedankliche Mühe kosten, wie z. B. beim akuten Abdomen, und sie ist oft der ganze Stolz der Neurologen. Bei der Formulierung der Diagnose muß die Lokalisation immer so genau wie möglich zum Ausdruck kommen. So darf man sich mit der Diagnose

Herzinfarkt oder Hirninfarkt nicht begnügen, wenn man weiß, daß es sich um einen *Vorder*wandinfarkt oder um einen Infarkt im Gebiet der Arteria cerebri posterior handelt.

Eine multilokuläre Störung läßt sich meist nur schwer durch eine Formulierung vollständig erfassen, weil die vielen Lokalisationsangaben die Diagnose unübersichtlich gestalten würden. Häufig geht der multilokuläre Befall aber schon aus der Bezeichnung des Krankheitsbildes hervor, wie z. B. bei „Encephalomyelitis disseminata" oder Angaben wie „diffuse Metastasierung". Auch der Befall verschiedener Systeme ist meist in der Bezeichnung oder in der Definition der Krankheit enthalten (Polyneuropathie, Mononeuritis multiplex, Meningomyeloradikulitis, generalisierte Arteriosklerose, Lymphogranulomatose, funikuläre Spinalerkrankung).

Bei der Diagnose „Tumor" muß außer der eigentlichen Lokalisation auch immer der Ausbreitungsgrad und die Metastasierung zum Ausdruck gebracht werden. Es hat aber keinen Sinn, wie es öfters geschieht, einfach isoliert die entsprechende TNM-Klassifikation anzugeben. Solche, zu Formeln verdichteten Formulierungen sind nicht jedem Arzt geläufig. So wird zwar bei der Formulierung

  D.: Mammakarzinom links (T3N2M0).

dem onkologisch Bewanderten sofort klar sein, daß es sich um ein Mammakarzinom handelt, das größer als 5 cm im Durchmesser ist und zu einem homolateralen Befall axillärer Lymphknoten, nicht aber zu einer Fernmetastasierung geführt hat. Für den Allgemeinpraktiker, den Neurologen und auch für manche Internisten kann eine solche Angabe fast eine Zumutung sein. Das TNM-System wird nicht überall gebraucht und wird auch bei den verschiedenen Tumorformen nicht identisch angewandt.

Die TNM-Klassifizierung legt die Tumorausbreitung formelhaft fest (T= „tumor", Primärtumor; N = „nodules", Lymphknoten; M = „metastases", Fernmetastasen). TNM heißt, daß die Klassifizierung rein klinisch vor einer Operation stattgefunden hat, p-TNM (post-surgical-TNM) bedeutet, daß die Klassifizierung mit Hilfe des Operationsbefundes vorgenommen wurde. Es stehen beim Mammakarzinom z. B. 6 T-, 4 N- und 2 M-Kategorien zur Verfügung. Man kann auch noch einen Sicherheitsfaktor C (certainty) mit einer Graduierung von C 1 bis C 5 einführen. Zum Beispiel könnte noch komplizierter geschrieben werden: T3C2N2C1M0C2. In diesem Fall bedeutet es, daß die Tumorgröße nicht durch eine körperliche Untersuchung, sondern auch durch spezielle diagnostische Hilfsmittel bestimmt wurde, nicht jedoch durch eine Probebiopsie. Der regionale Lymphknotenbefall wurde rein palpatorisch festgestellt, der Ausschluß von Fernmetastasen erfolgte mit speziellen Untersuchungsmethoden.

Eine solche TNM-Klassifizierung kann natürlich immer in der Diagnose erscheinen, die verbale Darstellung muß aber noch so ausführlich sein, daß eine ausreichende Verständigung unter den Ärzten möglich ist, die das TNM-System nicht gebrauchen. In unserem Fall würde die Diagnose also lauten:

> D.: Kleines Mammakarzinom links mit Metastasierung in die Achsellymphknoten links (T3C2N2C1M0C2).

Auch bei anderen Krankheiten sollte man den Leser nicht mit lapidaren Angaben der Stadieneinteilung überfordern, besonders, wenn es verschiedene Einteilungsprinzipien gibt (Lymphogranulomatose, arterielle Verschlußkrankheit, Morbus Boeck u. a.).

Bei einigen Krankheiten ohne Lokalisationsangaben im Namen erübrigen sich diese, wenn ihre Definition eine solche enthält. So ist z. B. aus der Definition des Karzinoidsyndroms zu entnehmen, daß die Lokalisation in den chromaffinen Zellen des Darms, vorwiegend des Dünndarms, zu suchen ist. Bei der myeloischen Leukämie spielt sich die Krankheit im Knochenmark ab.

Beim Diabetes mellitus ist die Sache aber nicht mehr so klar. Zwar nehmen die Pankreasinseln eine zentrale Stellung in der Pathogenese ein, aber es werden ätiologisch auch extrainsuläre Faktoren diskutiert, wie z. B. die „Insulinresistenz" des peripheren Gewebes.

Bei manchen Krankheiten kann die Lokalisation aber auch so ubiquitär sein, daß es nicht möglich ist, von einer Lokalisation i. e. S. zu sprechen (Kollagenosen, Sepsis). Von einigen Krankheiten wissen wir wenig oder nichts über die Lokalisation (z. B. essentielle Hypertonie, bestimmte Stoffwechselkrankheiten wie das Ätiocholanolonfieber, gewisse Vitaminmangelzustände, Schizophrenie, endogene Depression, Suchtkrankheiten u. a.).

Bei den meisten psychischen Krankheiten, wie z. B. bei der Neurose, kann man ebenfalls nicht von einer Lokalisation sprechen. Neben einer rein psychodynamischen Entstehungsweise scheinen allerdings auch genetische Faktoren eine Rolle zu spielen (100). Leichte frühkindliche Hirnschäden prädisponieren zur Neurose (64b). Die topisch-diagnostische Leistung bei solchen Krankheiten besteht immer darin, faßbare organische Veränderungen auszuschließen.

Auch manche vordergründig körperlich erscheinende Krankheiten lassen sich noch nicht exakt lokalisieren. Dies gilt für psychosomatische Erkrankungen, wie bestimmte Magengeschwüre, bei Colitis ulcerosa, Anorexia nervosa u. a. Die Adipositas und sicherlich auch einige Suchtkrankheiten sind eher soziologisch bedingt, wobei zusätzlich konstitutionelle Faktoren diskutiert werden, deren Lokalisation bisher ganz unklar ist.

Bei der Formulierung der Diagnose muß überlegt werden, ob in ihr ausreichende Informationen über die Lokalisation enthalten sind. So ist z. B. die Formulierung:

> D.: Nebennierenrindeninsuffizienz.

nicht genau, obwohl die Lokalisation aus der Bezeichnung hervorzuge-
hen scheint. Es könnte sich nämlich um eine sekundäre Nebennierenrindeninsuffizienz handeln, die über eine Hypophysenläsion entstanden ist.
Die Diagnose müßte deshalb so formuliert werden:

D.: Primäre Nebennierenrindeninsuffizienz.

Auch Diagnosen wie „Herzinfarkt" oder „apoplektischer Insult" sind,
was die Lokalisation anbelangt, zu ungenau. Dasselbe gilt für eine so
globale Krankheitsangabe wie z. B. „Polyneuropathie". Man kann
immer eine Aussage machen, ob dabei mehr das motorische oder
sensible Neuron, mehr die Beine oder die Arme betroffen sind oder ob
ein Schwerpunktsbefall vorliegt:

D.: Vorwiegend sensible Polyneuropathie der Beine.

Häufig findet man in den Arztbriefen eine so lapidare Diagnose wie
„Lungenembolie", die lokalisatorisch zuwenig besagt. Topisch genauer
wäre die Formulierung:

D.: Lungenembolie.
    Infarkt im rechten Oberlappen.

Art und Ausmaß der pathologischen Veränderungen

Wenn es uns – wie so häufig – nicht gelingt, eine ätiologische Diagnose
zu stellen, streben wir wenigstens eine *pathologisch-anatomisch* fun-
dierte Diagnose an. Oft gehen aus der Bezeichnung oder Definition
eines Krankheitsbildes schon die zu erwartenden strukturellen Veränderungen hervor. Es handelt sich dann meist um Krankheitsbilder, welche
entweder weitgehend verstanden werden, wie z. B. die Speiseröhrenver-
ätzung, oder aber um Krankheitsbilder, die ätiologisch sich nicht
bestimmter definieren lassen (Bronchialkarzinom, Lungenfibrose). Bei
diesen Diagnosen gibt es über die zu erwartenden pathologisch-anatomischen Veränderungen im Prinzip keine Zweifel. Sagt die Diagnose
aber über die *pathologisch-anatomischen* Veränderungen nichts aus,
sollte überlegt werden, ob man auch genau formuliert hat. So genügt die
Feststellung:

D.: Primäre Nebennierenrindeninsuffizienz.

nicht allen Ansprüchen, weil sie zu den pathologisch-anatomischen
Veränderungen in der Nebenniere keine Angaben macht. Man hat aber
selten Möglichkeiten, die pathologisch-anatomischen Veränderungen
klinisch festzustellen, da man ja kaum Probebiopsien macht. Die Diagnose wird nur klinisch und durch Hormonuntersuchungen gestellt. Die
radiologischen Möglichkeiten – einschließlich Computertomographie –
sind bescheiden. Verkalkungen der Nebennierenrinde nach Tuberkulose sind eine Rarität. Man muß also folgende Formulierung wählen:

D.: Primäre Nebennierenrindeninsuffizienz *unbekannter Ursache.*

Man hat jetzt zur Lokalisation und Ätiologie Stellung genommen, auch wenn nur zum Ausdruck gebracht werden konnte, daß man die Ätiologie nicht kennt.

Damit weiß man in diesem Falle auch gleichzeitig, daß die strukturellen Veränderungen der Nebenniere ebenfalls unbekannt sind.

Die in den Arztbriefen häufig zu lesende Diagnose „apoplektischer Insult" ist außerordentlich ungenau und erfüllt kaum eine der für die Formulierung einer Diagnose geforderten Kriterien. Man weiß z. B. nichts über die Lokalisation der Störung, wenn man einmal von der impliziten, aber doch sehr globalen Lokalisation „Gehirn" absieht. Wir erfahren zwar noch etwas über die Dynamik der Entwicklung (plötzliches Ereignis) und wissen, daß man in der Regel mit bestimmten Funktionsausfällen rechnen muß (Hemiparese). Ganz unklar bleibt jedoch die Art und die genaue Lokalisation der Läsion. Handelt es sich um eine Blutung oder um einen Infarkt oder gar um einen unter einem apoplektischen Bild in Erscheinung tretenden Hirntumor?

Zugegeben, eine Differentialdiagnose ist ohne umfassende neurologische Untersuchung in einer internistischen Klinik oder gar bei einem Hausbesuch schwierig bis unmöglich. Vermutungen kann man jedoch immer äußern. Bei einem Patienten, der jahrelang unter einer Hypertonie gelitten hat und plötzlich eine Hemiparese bekommt, verbunden mit Nackensteife, wird man an eine Hirnblutung denken. Ein Hirninfarkt wird wahrscheinlicher, wenn man über der entsprechenden Arteria carotis bei einem Patienten mit plötzlich aufgetretener Parese ein Stenosegeräusch hört. Die Diagnose kann dann auch unter den Bedingungen eines Hausbesuches so formuliert werden:

D.: Apoplektischer Insult.
     Verdacht auf Infarkt im Gebiet der A. cerebri media rechts.

Wenn bei einem Krankheitsbild keine strukturellen Veränderungen klinisch zu vermuten oder nachweisbar sind, muß der *pathophysiologische* Zustand genau charakterisiert werden, wie dies schon am Beispiel der Nebennierenrindeninsuffizienz gezeigt wurde. Man würde auch die Diagnose „Herzrhythmusstörungen" näher präzisieren und z. B. schreiben:

D.: Vorhofflimmern mit absoluter Arrhythmie.

Handelt es sich um eine nicht jedermann geläufige Störung, wie z. B. das „Wolff-Parkinson-White-Syndrom", sollte man die Diagnose für alle Kollegen etwas verständlich machen. So könnte es heißen:

D.: Häufige paroxysmale Tachykardien (Wolff-Parkinson-White-Syndrom).

In Arztbriefen findet man häufig auch die Diagnose „Diabetes mellitus" ohne nähere Angaben angeführt. Auch hier wäre es exakter, von einem juvenilen Typ (Typ I), vom Erwachsenendiabetes ohne Adipositas (Typ

IIa) und vom Erwachsenendiabetes mit Adipositas (Typ IIb) zu sprechen, womit dann z. T. auch pathophysiologische Besonderheiten berücksichtigt wären.

Soweit wie möglich muß auch das *Ausmaß* (der Schweregrad) der pathologisch-anatomischen oder pathophysiologischen Veränderungen in der Diagnose zum Ausdruck kommen. Es gibt aber bei den meisten Krankheiten nur ungenaue Einteilungsmöglichkeiten für den Schweregrad. Eine grobe Einschätzung des Schweregrades ist jedoch besser als überhaupt keine Stellungnahme.

So sind folgende Diagnosen informativer:

> D.: Leichte (mittelgradige, ausgeprägte) primäre Nebennierenrindeninsuffizienz unbekannter Ursache.

> D.: Kleiner (großer) Infarkt im Gebiet der A. cerebri media rechts.

> D.: Insulinpflichtiger (diätetisch einstellbarer) Altersdiabetes.

Bei der Diagnose eines Tumors sollte neben der Lokalisation – wenn möglich – auch die histologische Klassifizierung angegeben werden. Man würde also, wenn die Diagnose bioptisch gesichert wurde, nicht von einem „Bronchialkarzinom" sprechen, sondern so formulieren:

> D.: Kleinzelliges anaplastisches Bronchialkarzinom.

Bei vielen Tumoren ist es auch üblich, den Malignitätsgrad anzugeben. Dies ist vor allem wichtig wegen der Therapie. Man sollte sich jedoch bei der Diagnose nicht auf die vom Pathologen angegebene Formulierung (z. B. Malignitätsgrad III) beschränken, sondern eine Übersetzung dazu liefern:

> D.: Adenokarzinom der Lunge. Höchster Malignitätsgrad (III).

Ursache der pathologischen Veränderungen

Es ist immer unser Ziel, eine ätiologische Diagnose zu stellen, d. h. soweit wie nur möglich an den Anfang der pathogenetischen Kette zu gelangen. Gelingt einem dies, so darf man sich nicht mit der Angabe eines der Anfangsglieder begnügen, sondern muß auch die folgenden nennen, um das Krankheitsbild verständlich zu machen. Wir halten es so, daß wir die ätiologische Diagnose an den Anfang stellen und die wesentlichen Zwischenglieder in ihrer pathogenetischen Reihenfolge darunterschreiben.

Ein 36jähriger Patient kommt in die Klinik. Man hat einen kleinen frontoparietalen Hirninfarkt rechts mit leichter Hemiparese links festgestellt. Weiter fanden sich angiographisch ein Verschluß der A. cerebri media rechts mit gutem Kollateralkreislauf und eine Myokarditis mit Vorhofflimmern und absoluter Arrhythmie. Die Myokarditis heilte rasch ab, der Herzrhythmus normalisierte sich wieder.

Der Verschluß der A. cerebri media wurde als Ausdruck einer Embolie aus dem linken Vorhof angesehen.

Die Formulierung:

> D.: Kleiner frontoparietaler Hirninfarkt mit leichter Hemiparese links.

würde das äußere Erscheinungsbild der Krankheit kennzeichnen und auch signalisieren, welche weiteren ärztlichen Aufgaben (z. B. im Sinne der Rehabilitation) noch gestellt sind. Über die Ätiologie macht diese Diagnose aber nicht die Aussage, welche möglich wäre. Würde man nur schreiben (was wohl niemanden einfallen würde):

> D.: Myokarditis unbekannter Ursache.

so wäre dies eine „Rumpfdiagnose", die nur die Ätiologie erfaßt, aber das ganze Folgebild außer acht läßt. In unserem Fall würde die komplette Diagnose etwa lauten:

> D.: Myokarditis unbekannter Ursache mit Vorhofflimmern und absoluter Arrhythmie (abgeheilt).
> Embolie der A. cerebri media rechts.
> Kleiner Hirninfarkt frontoparietal rechts mit leichter Hemiparese links.

Jetzt ist die Krankheit bezüglich Lokalisation, Ätiologie und Ausprägung durch die Diagnose ausreichend gekennzeichnet. Es wurde auch zum Ausdruck gebracht, daß das Anfangsglied der pathogenetischen Kette nicht erfaßt wurde, daher die Ursache der relativ flüchtigen Myokarditis (Myokarditis unbekannter Ursache) nicht aufgedeckt wurde.

Schwieriger und nicht ganz befriedigend ist die Formulierung der Diagnose nach ätiologisch-pathogenetischen Gesichtspunkten in folgendem Fall:

> 70jähriger Mann mit kleinem frontoparietalem Hirninfarkt. Als Ursache findet sich angiographisch ein Verschluß eines Astes der A. cerebri media rechts. Mäßige Hemiparese links. Seit 20 Jahren essentielle Hypertonie bekannt, die nicht immer ausreichend behandelt wurde. Nikotinabusus (30 Zigaretten/Tag). Mäßige Hyperlipoproteinämie Typ IIa, Adipositas (170 cm/ 90 kg). Leichte Linksherzverbreiterung.

Nun wissen wir, daß es für den Hirninfarkt Risikofaktoren gibt, die bei unserem Patienten vorliegen (Hypertonie, Nikotinabusus, Adipositas, Hyperlipidämie). Risikofaktoren dürfen nicht mit Ätiologie verwechselt werden. Sie sind allenfalls ganz entfernte ätiologische Komponenten.

Auch bei Patienten ohne Risikofaktoren gibt es Hirninfarkte, die sich nicht klären lassen. Diese ätiologische Unsicherheit erlaubt es also nicht, Risikofaktoren als ätiologische Diagnose gewissermaßen an den Anfang zu setzen, wenn diese Risikofaktoren selbst nicht den Rang einer Krankheit haben, wie z. B. Nikotinabusus und Adipositas – im Gegensatz etwa zu den Risikofaktoren Hypertonie und Hyperlipoproteinämie. Man kann sicherlich sagen, daß der Verfasser eines Briefes nicht viel nachgedacht hat, wenn er schreibt:

D.: Hypertonus.
Hyperlipoproteinämie.
Adipositas.
Hirninfarkt rechts.

Falsch wäre folgende Formulierung, die nicht selten anzutreffen ist:

D.: Hirninfarkt rechts *bei* Nikotinabusus.

Die essentielle Hypertonie ist eine Krankheit und muß bei der Formulierung der Diagnose berücksichtigt werden. Die Hypertonie spielt als Risikofaktor für den Hirninfarkt die wichtigste Rolle, nicht nur über einen zur Arteriosklerose disponierenden Faktor. Die Bedeutung der Hyperlipoproteinämie für die Entstehung des Hirninfarktes ist geringer als bei der des Herzinfarktes. Dennoch gehört die Hyperlipoproteinämie als eine krankhafte Störung, die behandelbar ist, in die Diagnose.

Lebensgewohnheiten, wie Zigarettenrauchen und falsche Ernährungsweise, spielen beim Hirninfarkt auch eine Rolle, man kann diese jedoch nicht genau bewerten.

Die Diagnose in unserem Fall kann man, je nachdem wie man die ätiologische Wertigkeit einschätzt (und welchen wissenschaftlichen Arbeiten man den Vorzug gibt), auf verschiedene Weise formulieren:

Möglichkeit 1:
D.: Verschluß der A. cerebri media rechts unbekannter Ursache.
Kleiner, frontoparietaler Hirninfarkt mit leichter Hemiparese links.
Essentielle Hypertonie.
Hyperlipoproteinämie (Typ IIa).

Möglichkeit 2:
D.: Essentielle Hypertonie.
Hyperlipoproteinämie (Typ IIa).
Verschluß der A. cerebri media rechts.
Kleiner frontoparietaler Hirninfarkt mit leichter Hemiparese links.

Bei der Möglichkeit 1 wird ein Zusammenhang von Hirninfarkt und den als Risikofaktoren bekannten Begleitkrankheiten ganz offengelassen bzw. fast in Abrede gestellt.

Bei Möglichkeit 2 werden beide Risikofaktoren als ätiologische Momente stark hervorgehoben und vor die Hauptdiagnose gestellt. Wir würden einer dritten Art der Formulierung den Vorzug geben:

Möglichkeit 3:
D.: Essentielle Hypertonie.
Verschluß der A. cerebri media rechts unbekannter Ursache.
Kleiner frontoparietaler Hirninfarkt mit leichter Hemiparese links.
Hyperlipoproteinämie (Typ IIa).

Hier wird der Risikofaktor Hyperlipoproteinämie deutlich weniger gewertet als die essentielle Hypertonie. Die Risikofaktoren Adipositas und Zigarettenrauchen sind in der Diagnose nicht aufgeführt, müssen aber in der Beurteilung und vor allem auch beim Therapievorschlag besonders gewürdigt werden.

Eine solche ätiologische bzw. pathogenetische Ordnung, bei der man die einzelnen Diagnosen untereinander schreibt, hat den Vorteil, daß man nicht gezwungen ist, zu der Sicherheit eines Zusammenhangs Stellung zu nehmen, was ja in vielen Fällen auch gar nicht möglich ist. Es wird durch die Anordnung also nur ein möglicher Zusammenhang signalisiert. In unserem letzten Beispiel ist überhaupt nicht gesichert, daß der apoplektische Insult mit dem Hochdruck in Zusammenhang steht. Solche Zusammenhänge sind zwar aufgrund epidemiologischer Studien (Framingham-Studie) wahrscheinlich geworden (57), lassen sich aber auf den Einzelfall nicht anwenden. Würde man – wie es oft geschieht – so formulieren:

> D.: Hirninfarkt links *bei* Hypertonus.

hätte man sich auf den Zusammenhang eher festgelegt. In der Beurteilung müßte man aber dann dem KRITISCHEN LESER den Beweis dafür schuldig bleiben.

Es besteht z. B. ein gesicherter Zusammenhang zwischen Karotisstenose und Hirninfarkt. Bei einem unserer Patienten haben wir die Diagnose folgendermaßen formuliert:

> D.: Mittelgroßer Infarkt im Gebiet der A. cerebri media links *bei* hochgradiger Stenose der A. carotis interna links.

Die Karotisstenose links war angiographisch gesichert worden, durch eine Brachialisangiographie war nachgewiesen, daß im Karotiskreislauf rechts sowohl extra- als auch intrakraniell keine Stenose vorlag. Der Patient erholte sich gut und wurde einige Zeit später zur Operation vorbereitet. Nun erlitt er unmittelbar vor dem Operationstermin einen zweiten, sehr ausgedehnten Hirninfarkt rechts.

Damit wurde äußerst zweifelhaft, daß die Karotisstenose links den ersten Hirninfarkt verursacht hatte, da der Infarkt auf der anderen Seite ohne Stenose entstanden war. Man muß in diesem Fall (wie sicherlich in anderen Fällen auch) ein „hirninfarktmachendes" Agens bzw. eine „Hirninfarktkrankheit" postulieren, bei welcher die Karotisstenose allenfalls eine Schrittmacherfunktion hatte. Sicher hätte unsere erste Diagnose besser gelautet:

> D.: Hochgradige Stenose der A. carotis links.
> Mittelgroßer Infarkt im Gebiet der A. cerebri media links.

Wenn man versucht, in einer Diagnose die Präposition *bei* zu benützen, sollte man genau prüfen, ob diese gerechtfertigt ist. In den meisten Fällen wird man nach kurzem Überlegen finden, daß auf „*bei*" verzichtet werden muß.

Probleme treten auf, wenn bei einem Patienten *verschiedene* Krankheiten vorliegen. Bei der Formulierung der Diagnose nach pathogenetischen Gesichtspunkten – wie eben ausgeführt – könnte irrtümlicherweise vom Leser ein Zusammenhang zwischen voneinander unabhängigen Krankheiten hergestellt werden. Dies wird aber selten vorkommen, da ein nicht bestehender Zusammenhang meist klar erkenntlich ist.

Dennoch wäre es ratsam, bei mehreren Diagnosen diejenigen, welche zusammengehören, mit einer Nummer zu versehen.

> D.: 1. Multiple Sklerose.
> Retrobulbärneuritis rechts.
> 2. Bandscheibenvorfall L 5/S 1.
> Wurzelkompression S 1 rechts.

Bei unserem Patienten mit Myokarditis, absoluter Arrhythmie und Hirninfarkt (S. 66) hätte die Formulierung etwas schwierig werden können, wenn bei ihm z. B. noch eine leichte, schon länger bekannte Mitralstenose vorgelegen hätte. Zwischen Mitralstenose und absoluter Arrhythmie bestehen ebenfalls sehr enge Korrelationen. Je nachdem, wie man die Formulierung jetzt gebraucht, kann man die ätiologischen Möglichkeiten zum Ausdruck bringen.

> D.: 1. Myokarditis (virale Genese?).
> Vorhofflimmern mit absoluter Arrhythmie.
> Embolischer Verschluß der A. cerebri media rechts.
> Kleiner frontoparietaler Hirninfarkt rechts.
> 2. Leichte Mitralstenose (Schweregrad I).

Bei dieser Formulierung wird ein ätiologischer Zusammenhang zwischen beiden Krankheiten nicht in den Vordergrund gestellt. In der Beurteilung muß dann aber zum Ausdruck gebracht werden, warum man glaubt, daß die Rolle der Mitralstenose als Schrittmacher für die Embolie in diesem Fall gering eingeschätzt wurde (z. B. Schweregrad I = keine Leistungseinschränkung, Vitium war immer voll kompensiert, vor der Myokarditis keine Erweiterung des linken Vorhofs, rasches Abklingen der kardialen Symptomatik). Sicher wird man aber auch erwähnen müssen, daß eine Virusmyokarditis eher ein leicht vorgeschädigtes als ein intaktes Reizleitungssystem befällt. Außerdem wurde auch schon festgestellt, daß Patienten mit voll kompensierter Mitralstenose Gehirnembolien erlitten, ja, daß die Gehirnembolien schon vor Dyspnoe und anderen Symptomen das erste Anzeichen der Mitralstenose waren (38).

Hätte man also Gründe, in diesem Fall der Mitralstenose eine größere ätiologische Bedeutung zuzuschreiben, müßte man die Diagnose so formulieren:

> D.: Leichte Mitralstenose, voll kompensiert (Schweregrad I).
> Virusmyokarditis mit Vorhofflimmern und absoluter Arrhythmie.
> Embolischer Verschluß der A. cerebri media rechts.
> Kleiner Hirninfarkt frontoparietal rechts.

Art und Ausmaß der Funktionsstörungen

Die Art und das Ausmaß der Funktionsstörungen bestimmen, was der Patient von seiner Krankheit merkt, und beeindrucken ihn am meisten. An all den Gedanken, die um solche Fragen kreisen, ob der Hirninfarkt nun durch die Myokarditis, vorbestehende Mitralstenose oder einen Karotisverschluß bedingt ist, hat er keinen Anteil. Sein weiteres Leben wird durch die zerebralen Funktionsausfälle geprägt sein. Man wird deshalb schon in die Diagnose die Funktionsausfälle mit hineinnehmen, also folgendermaßen schreiben:

> D.: Hirninfarkt im Gebiet der A. cerebri media links, mit massiver Hemiparese und globaler Aphasie.

Jetzt steigen in der Vorstellung des Lesers das Schreckliche des Krankheitsbildes, die düstere Prognose und die Zerstörung des sozialen Gefüges des Patienten auf.

Oft würde eine Diagnose aber sehr aufgebläht wirken, wenn man alle Ausfälle aufzählte. Bei unserem Patienten mit der massiven Hemiparese besteht sicherlich nicht nur eine Aphasie, sondern es liegen auch eine Blasenstörung, eine Hemianopsie, eine halbseitige Sensibilitätsstörung und vielleicht noch eine Apraxie vor. Es dürfte erlaubt sein, in einem solchen Fall sich nur auf die Angabe der wichtigsten Störungen zu beschränken. Eine genaue Zusammenfassung und Zuordnung der Funktionsausfälle erfolgt ja in der Beurteilung.

Oft geht die Schwere der Funktionsstörungen aus der Diagnose schon hervor (ausgedehntes Lungenkarzinom, Oberschenkelhalsbruch).

In vielen Fällen kann man das Ausmaß der Funktionsstörung auch dadurch kennzeichnen, daß man etwas über die therapeutische Beeinflußbarkeit sagt:

> D.: Insulinpflichtiger Diabetes mellitus.
>
> D.: Labiler Diabetes mellitus (Brittle-Diabetes).
>
> D.: Häufige Migräneattacken (z. Zt. nicht beeinflußbar).

Durch die Angabe des Ausmaßes der Funktionsstörungen kommt man von der abstrakten wenigstens angedeutet zu einer individuellen Diagnose. Eine solche kann man nicht so etikettartig formulieren, da in ihr die Person des Kranken mit eingehen müßte. Die Angabe aber, wie stark die Funktionsstörungen sind, läßt in vielen Fällen auch Rückschlüsse zu, wie stark dadurch die Person des Kranken beeinträchtigt wird.

Dynamik der Entwicklung

Jedes Krankheitsbild zeigt in irgendeiner Form eine Dynamik, welche auch in der Diagnose zum Ausdruck gebracht werden sollte. Man hat dazu verschiedene Begriffe zur Verfügung, die teilweise auch synonym benützt werden (Tab. 3).

Tabelle 3   Begriffe, die die Dynamik eines Krankheitsbildes beschreiben und die teilweise auch synonym benützt werden können.

chronisch	akut	flüchtig
persistierend	foudroyant	transitorisch
chronisch-progredient	(blitzartig verlaufend)	intermittierend
diskontinuierlich	fulminant	remittierend
torpide	(blitzartig, explosiv)	episodisch
schleichend	apoplektisch	zyklisch
in Rückbildung	schubförmig	periodisch
abklingend	rasch progredient	in Clustern auftretend
	paroxysmal	

Mehr der epileptologischen Nomenklatur zugeordnet sind Begriffe wie pyknoleptisch, spanioleptisch, zykloleptisch (53a). Damit wird der Rhythmus der Anfälle bezeichnet. Die Anfälle können auch „in Serien" oder als „Status" auftreten.

Bei verschiedenen Krankheitsbezeichnungen kommt schon die Dynamik zum Ausdruck, wie z. B. primär-chronische Polyarthritis (PCP), Claudicatio intermittens spinalis, progressive Paralyse, apoplektischer Insult, Cluster headache, Febris undulans (M. BANG), Malaria tertiana u. a. Das Krankheitsbild „periodische Lähmungen" tritt gar nicht so periodisch auf, sondern vielmehr paroxysmal.

Die Encephalomyelitis disseminata verläuft schubförmig:

D.: Encephalomyelitis disseminata *(4. Schub)*.

Sie kann aber auch ohne Schübe auftreten:

D.: Encephalomyelitis disseminata, *chronisch-progredient*.

Viele Verlaufsformen der Encephalomyelitis disseminata in späteren Stadien sind folgendermaßen charakterisiert:

D.: Encephalomyelitis disseminata *(primär schubförmig, jetzt chronisch-progredient)*.

Eine Pyelonephritis wird in der Diagnose genauer gekennzeichnet, wenn es heißt:

D.: *Akute* Pyelonephritis.

Denn eine Pyelonephritis kann auch chronisch verlaufen.

Manchmal wird aber auch des Guten zuviel getan und ein Pleonasmus gebildet, wie z. B. „akuter apoplektischer Insult" oder „akute Lumbago". Das Akute steckt in dem Begriff Lumbago genauso wie das Weiße im Begriff Schimmel. Gelegentlich begegnet man auch dem „akuten" Hörsturz. Einen chronischen Sturz jedoch gibt es nicht. Besser ist daher die Formulierung:

D.: Akute Ertaubung links.

Häufig wird der Begriff *Prozeß* nicht exakt verwendet. Prozeß kommt von lat. procedere = voranschreiten. Benützt man diesen Begriff, so sollte der damit gemeinte pathologische Zustand in irgendeiner Form auch fortschreitend sein. Es ist sinnlos von einem entzündlichen Prozeß zu reden, wenn sich die Entzündung gerade zurückbildet. Ein Tumor (z. B. intrakraniell) ist zwar immer eine Raumforderung, aber durchaus nicht schon per se ein raumfordernder Prozeß. Zufällig computertomographisch entdeckte Meningeome, Lipome oder Epidermoide können durchaus stationär bleiben bzw. so langsam wachsen, daß der Nachweis des Prozeßcharakters bei der Entdeckung gar nicht möglich ist.

Sicherheit der Diagnose

Jede Diagnose sollte auch eine Information darüber enthalten, mit welcher Wahrscheinlichkeit sie stimmt. Bezüglich der Sicherheit einer Diagnose kann man drei verschiedene Typen unterscheiden. Die Diagnose kann erstens sicher sein, sie kann zweitens unsicher sein und somit nur als Verdacht geäußert werden, und drittens kann eine Diagnose sowohl sichere als auch unsichere Elemente enthalten.

Wir müssen davon ausgehen, daß eine Diagnose, die mit keinem die Wahrscheinlichkeit einschränkenden Vorsatz, wie „Verdacht auf . . .", versehen wurde, als sicher im klinischen Sinn anzusehen ist. Bei der Formulierung:

D.: Vorderwandinfarkt.

dürfte an der Diagnose kein begründeter Zweifel bestehen. Ist man aber aus irgendeinem Grund über einen Verdacht nicht hinausgekommen, muß dies zum Ausdruck gebracht werden. So heißt es dann z. B.

D.: *Verdacht* auf Vorderwandinfarkt.

Man sollte aber dieses „Verdacht auf" sehr überlegt einsetzen, damit keine Mißverständnisse entstehen. So gibt die folgende Formulierung ein Rätsel auf:

D.: Verdacht auf Glioblastom rechts frontal.

Wie kann man einen so differenzierten Verdacht äußern, wenn der Tumor nicht gesichert ist?

Bevor man an ein Glioblastom denkt, muß zunächst ein raumfordernder Prozeß nachgewiesen sein. Die Formulierung dieser Diagnose ist dann unmißverständlich, wenn sie folgendermaßen vorgenommen wurde:

D.: Großer raumfordernder Prozeß rechts frontal.
    Verdacht auf Glioblastom.

In diesem Fall verbürgt sich der Kliniker für den großen raumfordernden Prozeß, bezüglich der Artdiagnose kann er sich aber nicht festlegen.

Sichere Elemente der Diagnose werden also zuerst aufgeführt, dann folgen die unsicheren Elemente (Verdacht auf ...). Mißverständnisse sind sonst nicht zu vermeiden. Bei dem obigen Beispiel (Verdacht auf Vorderwandinfarkt) geht auch nicht klar hervor, ob die Unsicherheit den Infarkt als solchen betrifft oder ob nur die Lokalisation an der Vorderwand unsicher ist. Bei der Diagnose „Verdacht auf Virusmyokarditis" wäre die folgende Formulierung unmißverständlicher gewesen:

> D.: Myokarditis (Verdacht auf virale Genese).

Häufig wird ein Verdacht auch als „dringend" bezeichnet. Ein „dringender" Verdacht ist meist auch nicht mehr belegt als ein einfacher „Verdacht auf ...". Häufig soll das Adjektiv dringend nur zum Ausdruck bringen, daß noch etwas dringend zu geschehen hat, z. B.

> D.: Dringender Verdacht auf Magenperforation.

Den Vorsatz „dringend" findet man deshalb naturgemäß mehr bei Einweisungsdiagnosen der niedergelassenen Ärzte (gelegentlich auch um der Einweisung etwas mehr Nachdruck zu verleihen) als bei den Entlassungsdiagnosen im Arztbrief.

Es wäre nützlich, wenn man eine allgemein gültige Nomenklatur hätte, die gestatten würde, den Grad eines Verdachtes zum Ausdruck zu bringen. Dies würde jeden Arzt beim Formulieren der Diagnose dazu zwingen, über deren Sicherheit nachzudenken. Wir geben in unseren Briefen die vermutete Validität einer Diagnose folgendermaßen an:

> *Geringer Verdacht:* Viele Gegenargumente, andere Diagnosen sind fast gleichwertig.

> *Starker Verdacht:* Die Argumente für die Verdachtsdiagnose überwiegen eindeutig andere; andere Diagnosen kommen kaum noch in Frage. Operative oder belastende diagnostische Maßnahmen sind u. U. so berechtigt, als wenn die Diagnose sicher stimmen würde.

> *Hochgradiger Verdacht:* Der Verdacht reicht nahe an die Sicherheit. Man will nur zum Ausdruck bringen, daß der allerletzte Beweis (z. B. eine operative Bestätigung) fehlt. Die Grenzen zur sicheren Diagnose sind verwischt.

Es ist eigentlich nicht richtig, in die Diagnose differentialdiagnostische Möglichkeiten miteinzubeziehen, da diese letztlich nicht zur Charakterisierung eines Krankheitsbildes gehören. Wenn aber der Sicherheitsgrad einer Diagnose nicht befriedigend ist, muß, da die Diagnose auch praktische Funktionen zu erfüllen hat (zweckmäßige Diagnose), die Differentialdiagnose manchmal auch genannt werden.

Liegt bei einer 55jährigen Patientin eine fortschreitende spinale Symptomatik vor, welche als Ausdruck einer Multiplen Sklerose gedeutet wurde, dann könnte die Diagnose lauten:

D.: Progrediente Paraspastik der Beine.
Verdacht auf spinale Form der Encephalomyelitis disseminata.

Um die diagnostische Wachsamkeit auch für spätere Zeiten aufrechtzuerhalten, sollte man, gewissermaßen um eine Signalfunktion zu erzielen, noch anfügen, daß auch ein spinaler Tumor als Ursache denkbar wäre:

D.: Progrediente Paraspastik der Beine.
Verdacht auf spinale Form der Encephalomyelitis disseminata.
Spinaler Tumor nicht ausgeschlossen.

Es ist sehr wichtig, daß man die Unsicherheit einer Diagnose immer zum Ausdruck bringt. Daß eine einmal gestellte klinische Diagnose wie ein Etikett am Patienten kleben bleibt, welches man nur schwer wieder ablösen kann, ist eine alte Erfahrung. Man muß sich als Arzt auch darüber im klaren sein, daß man immer in der mehr oder weniger bewußten Angst lebt, bei einem Patienten eine Krankheit zu *übersehen*. Die Gefahr dagegen, einem Patienten eine Krankheit und sei es auch nur als „Verdacht auf . . ." irrtümlich anzuhängen, wird nicht so belastend erlebt. Auch unter diesem Gesichtspunkt sollte man seine Verdachtsdiagnosen immer wieder überdenken.

8 Beurteilung

Das Kernstück des Arztbriefes, gewissermaßen der Höhepunkt, auf den alles zusteuert, ist die Beurteilung. In diesem Abschnitt soll gewertet werden, man soll hier seine Meinung äußern und vor allem *begründen*. In vielen Arztbriefen wird dieser Abschnitt aber einfach mit „Zusammenfassung" überschrieben. Dies ist falsch, denn in einer Zusammenfassung wird nur zusammengefaßt, neue Gesichtspunkte kommen nicht dazu. Einige überschreiben diesen Abschnitt auch mit „Epikrise". Darunter versteht man das „Endurteil", eine „zusammenfassende Überschau" von all dem, was sich während des ärztlichen Wirkens abspielte. Ist aber nicht der ganze Arztbrief eine Epikrise? *Alle Daten im Arztbrief (Anamnese und Befund) sind schon unter epikritischen Gesichtspunkten zusammengestellt worden*. Die Beurteilung ist also nur ein *Teil* der Epikrise. Besser als mit „Beurteilung" kann man den wichtigsten Abschnitt im Arztbrief nicht überschreiben.

Häufig werden in der Beurteilung auch Elemente des Krankheitsverlaufes während der ärztlichen Behandlung abgehandelt. Aus der Begründung der Diagnose ergeben sich auch zwanglos Begründung und Beschreibung der eingeleiteten Therapie mit der Beurteilung des Therapieerfolges. Das heißt also, daß alles, was mit dem Verlauf und mit der Therapie im Zusammenhang steht, von der Beurteilung nicht unbedingt abgesetzt werden muß. In solchen Fällen überschreibt man diesen Abschnitt zutreffend mit *„Beurteilung, Therapie und Verlauf"*.

Wenn man beim Diktat des Briefes bis zur Beurteilung gekommen ist, dürfte diese eigentlich keine Schwierigkeiten mehr bereiten. Die notwendige Gedankenarbeit ist getan, Anamnese und Befund sind nach epikritischen Gesichtspunkten geordnet, die Diagnose ist schon formuliert. Man muß jetzt nur noch festhalten, wie die Gedankengänge zustande kamen.

Aber gerade die Beurteilung im Arztbrief stellt oft ein düsteres Kapitel dar. So fehlt sie häufig ganz. Statt dessen findet man lediglich einen Abschnitt mit der Überschrift „Therapie und Verlauf". Völlig ohne Übergang wird dann die Therapie beschrieben, ohne auch die leiseste Spur einer Begründung der Diagnose und der therapeutischen Maßnahmen. Nicht selten findet man auch *„Pseudobeurteilungen"*; da heißt es dann schlicht:

> „Aufgrund der Vorgeschichte und der verschiedenen Befunde handelt es sich um einen kleinen Herzinfarkt."

Mit dieser lapidaren Feststellung wird nichts anderes getan, als lediglich die Diagnose in einem Satz wiederholt. Daß die Diagnose aufgrund der Vorgeschichte und der Befunde erhoben wurde, ist überflüssig zu erwähnen. Niemand würde annehmen, daß man die Diagnose durch Handauflegen gestellt hat.

REISSNER (1967) fand bei 300 Arztbriefen aus einer medizinischen Universitätsklinik, daß in etwa der Hälfte der Fälle – wenn die Diagnose „klar" war – deren Plausibilität durch das vorherige Aufzählen der Befunde vorausgesetzt wurde.

Es ist aber erstaunlich, wie oft auch bei gar nicht so klaren Diagnosen die Begründung *ungenau* und *zwiespältig* bleibt. Es fällt einem häufig schwer, im Arztbrief das unklar Gebliebene, besonders auch das Widersprüchliche, deutlich hervorzuheben. Man neigt oft dazu, die Dinge im Zwielicht zu lassen, wohl um die eigene Unsicherheit nicht so schmerzlich fühlen zu müssen.

Konnte eine Diagnose ätiologisch nicht scharf genug gestellt werden, d. h., daß man sich mit einer Syndromdiagnose oder gar mit einer Symptomdiagnose begnügen mußte, sollten alle differentialdiagnostischen Möglichkeiten bzw. alle ausgeschlossenen Krankheiten aufgeführt werden.

Mit Vermutungen, auch wenn sie hypothetischen Charakter haben, sollte man nicht zurückhalten, sie aber immer als solche deutlich kennzeichnen. „Hypothesen sind Netze – nur der wird fangen, der auswirft" (NOVALIS). Öfters schon waren solche kaum ausgesprochenen Vermutungen Wegweiser bei einer Wiederholungsdiagnostik.

Eine Diagnose wird begründet, indem man von den Symptomen das oder die Leitsymptome herausstellt. Man muß dabei immer von der Anamnese und der unmittelbaren körperlichen Untersuchung ausgehen. Es klingt etwas technokratisch und stimmt im übrigen wohl auch nicht mit der Wirklichkeit überein, wenn es z. B. heißt:

> „Aufgrund des typischen EKG-Befundes (ST-Hebung in I, II, V 1–V 4) und der CPK Erhöhung im Serum stellten wir die Diagnose eines Vorderwandinfarktes."

Die Diagnose des Herzinfarktes wurde sicherlich wegen typischer Erscheinungen wie Retrosternalschmerz und Vernichtungsgefühl schon früher gestellt. Vermutlich lautete sogar die Einweisungsdiagnose des Hausarztes schon „Herzinfarkt". Die Transaminasebestimmung und das EKG haben zwar den Beweis geliefert, die Diagnose wurde aber aufgrund klinischer Untersuchungen gestellt. Man wird also in seiner Begründung sich immer zuerst auf die anamnestischen Angaben und den körperlichen Befund beziehen.

Ist der Herzinfarkt z. B. ganz uncharakteristisch abgelaufen oder hat er sogar zu irreführenden Beschwerden geführt, muß erst recht auf die

Anamnese und den körperlichen Befund eingegangen werden:

> „Der Patient erkrankte am 28. 06. 82 plötzlich nach einer reichhaltigen Mahlzeit mit massiven Oberbauchschmerzen, so daß Sie ihn wegen Verdacht auf Pankreatitis einwiesen. Bei der Untersuchung fand sich auch eine deutliche Abwehrspannung, die Schmerzen wurden im linken Oberbauch angegeben. Als Ausdruck eines Schocks war der Blutdruck gegenüber den früher bekannten hohen Werten (170/90 mmHg) mit 90/60 mmHg deutlich erniedrigt, Puls 140/Min. Gesicht schweißig-blaß. Das Herz war auskultatorisch unauffällig.
> Wir dachten wie Sie zunächst an eine akute Pankreatitis, zumindest aber an ein akutes Abdomen. Um so mehr waren wir überrascht, als das EKG einen Hinterwandinfarkt aufdeckte. Auch das Enzymmuster im Serum war typisch."

Im allgemeinen sind die Beurteilungen eher zu knapp; manchmal findet man auch viel Überflüssiges. Da wird dann haarklein jeder Gedanke – auch der entferntest liegende – festgehalten. Obwohl die Diagnose ganz klar bewiesen ist, wird jede Irrung und Wirrung der Diagnostik pedantisch nachvollzogen. Gerade in klaren Fällen ist es nicht wichtig, unbedeutende diagnostische Fährten, die schließlich blind endigten, zu beschreiben. Dem KRITISCHEN LESER genügt es, wenn die Diagnose hinreichend begründet wird.

Die Beurteilung kann man damit einleiten, daß die Einweisungsdiagnose oder die vom einweisenden Arzt gestellten Fragen referiert und beantwortet werden. Ein Drittel der von mir befragten Ärzte wünschte, daß man auf ihre Einweisungsdiagnose eingeht (s. Tab. 4). Dabei waren die Internisten besonders stark vertreten (44% der befragten Internisten). Über die erhebliche Diskrepanz zwischen Nervenärzten (24%) und Internisten (44%) kann man nur spekulieren (Tab. 4).

In den Arztbriefen scheint man sich aber durchaus nicht immer genügend mit den Fragen der einweisenden Kollegen zu beschäftigen. So gaben 47% aller befragten Ärzte an, daß man nur selten auf ihre Fragen eingehe (Tab. 5). Unter der Rubrik Bemerkungen schrieben besonders Fachärzte, daß es für sie oft sehr unbefriedigend sei, einen ausführlichen

Tabelle **4** Stellungnahme von 512 Ärzten (in %) zu der Feststellung: Sie wünschen, daß man Ihre Einweisungsdiagnose im Arztbrief referiert.

	alle Ärzte	Nervenärzte	Allgemein-praktiker	Internisten
immer	32,5	24,4	33,7	44,2
manchmal	27,0	30,0	25,7	24,0
nicht nötig	40,5	45,6	40,6	31,8

Tabelle **5** Stellungnahme von 512 Ärzten (in %) zu der Feststellung: Man geht in den Arztbriefen auf Ihre Fragen bei der Einweisung des Patienten ein.

	alle Ärzte	Nervenärzte	Allgemein-praktiker	Internisten
immer	5,9	6,2	7,6	2,0
oft	40,2	41,6	41,1	36,3
selten	47,2	45,5	45,2	53,9
nie	6,7	6,7	6,1	7,8

Einweisungsbrief geschrieben zu haben, auf den dann im Entlassungsbrief überhaupt kein Bezug genommen würde.

Dies stimmt: Man findet in den Arztbriefen sogar oft eine merkwürdige Scheu, den einweisenden Kollegen direkt anzusprechen. So gibt es gar nicht selten Briefe, die direkt an den Hausarzt gerichtet sind, und Sätze enthalten, wie: „Der Patient wird seit 3 Jahren von seinem Hausarzt wegen rheumatischer Beschwerden behandelt." Obwohl der Brief an den einweisenden Arzt gerichtet ist, klingt es oft so, als ob es sich dabei um einen unbekannten Dritten handeln würde.

Umgekehrt gilt allerdings auch, daß häufig keine Einweisungsbriefe geschrieben werden und daß die Angaben auf dem Einweisungsschein zudem noch so spärlich sind, daß sich gar kein Anknüpfungspunkt für ein persönliches Ansprechen ergibt (Einweisungsdiagnose: „z. B. Galle").

Gewisse Schwierigkeiten ergeben sich dann, wenn die Entlassungsdiagnose von der Einweisungsdiagnose sehr deutlich abweicht. Es können Peinlichkeiten entstehen, die öfters von Unhöflichkeiten nicht zu unterscheiden sind. Man sollte im Arztbrief auf eine solche Diskrepanz nicht – wie in diesem Fall – hinweisen:

> „Sie schickten uns den Patienten mit der Diagnose einer Ureterkolik rechts. Wir fanden sofort, daß es sich um einen Bandscheibenvorfall L 2/L 3 handelte, welcher zu einer Kompression der 2. Lendenwurzel rechts führte. Die Diagnose war deshalb ganz leicht zu stellen, weil ein deutlicher Hustenschmerz bestand, das umgekehrte Lasèguesche Zeichen positiv war und der Patellarsehnenreflex fehlte."

Solche teilweise kränkenden Bemerkungen findet man gelegentlich in Briefen noch unerfahrener Stationsärzte, die nach ihren ersten klinischen Erfolgserlebnissen – wie die Katze, die einen Kanarienvogel gefressen hat – glauben, sie könnten schon singen. Jeder, der schon einmal in einer Praxis gearbeitet hat, weiß, daß in vielen Fällen die Diagnose dort etwas schwieriger zu stellen ist als in der Klinik (Zeitdruck, Diagnose beim Hausbesuch usw.).

Der Arztbrief ist kein Instrument, mit dem man direkt oder indirekt Kollegen auf Irrtümer, Versäumnisse oder Fehler hinweisen darf. Wenn man meint, dies tun zu müssen, dann sollte man einen gesonderten Brief schreiben oder besser noch zum Telefon greifen. Der Arztbrief dreht sich nur um den Patienten. Er hat keinerlei andere Informationen – auch nicht zwischen den Zeilen – zu übermitteln. Außerdem sollte man noch bedenken, daß Arztbriefe naturgemäß in verschiedene Hände gelangen und daß der in irgendeiner Form angegriffene Kollege dann keine Möglichkeit mehr hat, sich zu verteidigen.

Etwa 26% aller von mir befragten Ärzte glauben, daß man in den Arztbriefen gelegentlich einen arroganten und rechthaberischen Ton finden kann (Tab. 6).

Kein niedergelassener Arzt nimmt es den Klinikärzten übel, wenn sie zu keiner exakten Diagnose gekommen sind. Wenn es jedoch bei einem Verdacht geblieben ist, so müssen die Dinge, die zwielichtig sind, klar herausgestellt werden. Gerade in solchen Fällen sollte man sich ganz vor einer einseitigen Betrachtungsweise hüten, die dadurch entsteht, daß man seine Diagnose oder seinen Verdacht beweisen will. Mehr oder weniger neigt man dazu, Gegenargumente im Sinne einer vordergründigen Klarheit zu unterdrücken.

Je nach persönlicher Einstellung, medizinischer Schulung und vielleicht auch je nach eigener Erfahrung mit selbst durchgemachten Krankheiten betrachtet der Arzt medizinische Gegebenheiten oft unter einem ganz persönlichen Blickwinkel, der dann mehr oder weniger von der Realität abweicht (S. 101f.).

Der Arztbrief soll als die Hohe Schule der Reflexion eigener Gedanken betrachtet werden. Bei jedem Satz sollte man prüfen, ob eine solche persönlichkeitsbedingte Blickwinkelabweichung, sowohl bei der Diagnose als auch bei unserem Verhalten dem Patienten gegenüber, eine Rolle gespielt hat.

Tabelle 6 Stellungnahme von 512 Ärzten (in %) zu der Feststellung: In den Arztbriefen findet man einen arroganten und rechthaberischen Ton.

	alle Ärzte	Nervenärzte	Allgemein-praktiker	Internisten
oft	2,7	1,7	3,5	2,9
gelegentlich	26,3	29,0	23,3	29,4
selten	41,8	43,6	39,1	44,1
nie	29,2	25,7	35,1	23,6

Wem ist es noch nicht so ergangen, daß er beim Diktieren eines Arztbriefes – reflektierend – vielleicht an einem Abend ohne störendes Telefongeklingel – zu der bitteren Einsicht gelangt ist, daß während der klinischen Behandlung und Diagnostik manches hätte besser gemacht werden können? Wer hat nicht schon eine „sichere" Diagnose in einen bescheidenen „Verdacht auf . . ." umgewandelt?

Um zu solchen Einsichten zu kommen, ist es aber nötig, daß man ständig Argumente vorbringt, welche der eigenen Meinung widersprechen. Dazu gehört auch, daß man alle Befunde, die von der Norm abweichen, in der Beurteilung wertet, auch wenn man gelegentlich bekennen muß, daß einem die Bewertung bestimmter Befunde einfach nicht gelingt.

Je genauer ein Arzt untersucht, desto häufiger wird er auch leichte Normabweichungen feststellen, sogenannte „Mikrobefunde", die oft trotz sorgfältiger Überlegungen nicht richtig zu bewerten sind. Meist betrifft dies Befunde im Grenzgebiet zwischen normal und pathologisch.

Hier hilft einem die Feststellung von MUMENTHALER (1979) weiter, die zwar für Neurologen getroffen ist, aber ohne weiteres für alle Ärzte gilt:

> „Der Neurologe (der Arzt – Anm. d. Verf.) muß zwar ein Pedant im Erheben von Befunden, jedoch großzügig im Verwerten derselben sein" (80).

Bei der Begründung von Diagnosen und Behandlungsmaßnahmen im Arztbrief darf man beim Leser nur eine medizinische Allgemeinbildung voraussetzen. Vor allem in Briefen aus Fachkliniken an den Allgemeinpraktiker sollte man nicht jede neue Untersuchungsmethode oder jedes entlegene Krankheitsbild als bekannt voraussetzen. Auch komplizierte, spezielle medizinische Zusammenhänge kann man für den Allgemeinpraktiker oder Facharzt auf einem anderen Gebiet mit wenigen erklärenden Worten verständlich machen. Solche Erklärungen sind bei 65 % der befragten Ärzte sehr erwünscht, 23 % wünschen sie immerhin gelegentlich. Nur 6 % sind an Erklärungen seltener Krankheitsbilder oder Untersuchungsmethoden nicht interessiert (Tab. 7).

Tabelle 7   Antworten von 512 Ärzten (in %) auf die Frage: Sind Sie daran interessiert, daß man in der Beurteilung auf seltene Krankheiten oder seltenere neuere Untersuchungsmethoden eingeht?

	alle Ärzte	Nervenärzte	Allgemein-praktiker	Internisten
nein	6,1	7,1	5,3	5,7
gelegentlich	29,3	39,0	21,5	27,6
sehr erwünscht	64,6	53,9	73,2	66,7

Bei der Durchsicht von Arztbriefen, auch aus der eigenen Abteilung, fand ich nur selten solche erforderlichen Erklärungen, die ja einen deutlich weiterbildenden Charakter haben. Sicher muß man diesem Punkt in Zukunft sehr viel mehr Beachtung schenken. Gerade über den Arztbrief können wir dazu beitragen, daß der „hiatus scientificus" (H. E. BOCK), d. h. die Kluft zwischen der wissenschaftlichen Medizin und der ärztlichen Praxis, geringer wird. Man muß aber solche Erklärungen sicherlich mit gewissem Fingerspitzengefühl abgeben, denn nicht gering ist die Gefahr, daß man zuweilen Eulen nach Athen trägt.

9 Persönlichkeit des Kranken im Arztbrief

Wenn man als Arzt hauptsächlich Umgang mit körperlich Kranken hat, neigt man leicht dazu, die Krankheit losgelöst vom Menschen zu sehen und sie gewissermaßen als bloße biologische Ausdrucksform zu betrachten. Häufig wird auch nicht mehr die Krankengeschichte (historia aegroti), sondern nur noch die Krankheitsgeschichte (historia morbi) erhoben. Im Arztbrief ist dieser Mangel besonders häufig zu bemerken. So fanden ENGELHARD und Mitarb. (1973) in 120 internistischen Arztbriefen nur in 20% Angaben zu der persönlichen Situation des Patienten und zu deren Einfluß auf die Krankheit. Angaben über soziale oder familiäre Verhältnisse waren sogar nur in 2% der Briefe festgehalten.

REISSNER (1967) fand in den Arztbriefen einer medizinischen Universitätsklinik, daß auf die Persönlichkeit des Kranken nur dann eingegangen wurde, wenn eindeutig ein psychosomatisches Krankheitsbild vorlag.

Neben dieser Verdrängung der Persönlichkeit des Kranken aus dem Arztbrief kann man gelegentlich sogar feststellen, daß – wenn auch ungewollt – vom Patienten etwas despektierlich geredet wird. Dazu verführt sicher der im Arbeitsalltag weitverbreitete Klinikjargon. Da spricht man von der „Galle" in Zimmer 17 oder von der „Oma" mit der Magenblutung. Patienten sind oft „interessante Fälle", manche Ärzte haben sogar ein „Patientenmaterial". Nicht in allen Kliniken ist dieser Ton strikt verboten. Häufig wird auch von Apoplektikern, Hirntraumatikern oder gar von Prostatikern gesprochen. Niemand möchte ein Epileptiker sein, auch wenn er unter Epilepsie leidet. Die Begriffe „Neurotiker" oder „Hysteriker" werden auch in Ärztekreisen oft mit abschätzigem Unterton gebraucht, in Laienkreisen sogar eindeutig als Schimpfwörter.

Es ist zum Glück selten, daß ein solcher Ton in den Arztbrief einbricht. Gewisse Nachlässigkeiten sind jedoch als leichte Anklänge daran zu deuten. Da wird vom „obigen" Patienten geredet, wenn man auf die oben im Brief angegebenen Personalien hinweist. Als ob es umständlicher wäre, von Herrn Müller zu reden. Im weiteren Verlaufe des Briefes verwandelt sich dann der „obige Patient" zu Herrn M. – sicherlich nicht immer nur eine Gedankenlosigkeit der Sekretärin. Seltener in Arztbriefen, häufiger in Gutachten reduziert sich dann der Herr M. zum bloßen

Buchstaben M., über den dann manchmal gar nicht gut geredet wird („M. will Kopfschmerzen haben, die er auf den Unfall vor 2 Jahren zurückführt.").

Eine solche Schreibart ist allenfalls in einem Gutachten noch entschuldbar, wenn vielleicht zum Ausdruck gebracht werden soll, daß man sich ganz neutral verhielt und daß keine Arzt-Patienten-Beziehung bestand.

Häufig wurde schon darüber diskutiert, ob die ärztliche Tätigkeit etwas mit Kunst zu tun hat (71, 98). Als Arzt, der fest auf dem Boden der Naturwissenschaften steht, wird man am ganzen Gerüst der Medizin nur wenige Häkchen finden, an denen Beziehungen zur Kunst angeknüpft werden können. Wenn es aber ein solches Häkchen gibt, dann entspricht dies der Aufgabe, die Persönlichkeit eines Patienten und ihre Beziehung zur Krankheit im Krankenblatt oder Arztbrief treffend darzustellen.

Bei der Darstellung der Anamnese bestehen schon viele Möglichkeiten, die Persönlichkeit des Kranken zu skizzieren. Der Kranke kann teils durch eigene Worte (S. 22), teils durch die Darstellung seiner sozialen und biographischen Verhältnisse charakterisiert werden (S. 27). In einer solchen Anamnese sehen wir den Kranken als einen „gewordenen und jetzigen und immer noch werdenden zugleich" (88b).

Beim psychischen Befund werden nur die objektiv zu erfassenden Anteile der Psyche beschrieben, wobei hier aber häufig durch den Untersucher subjektive Elemente einstreuen (S. 47). Tiefenpsychologisch tätige Ärzte beschreiben und analysieren auch ihre eigenen Empfindungen dem Patienten gegenüber. In der Regel ist aber nur die Beurteilung der Ort, an den die Bezüge von Persönlichkeit, Biographie und sozialem Umfeld zur Krankheit hergestellt werden.

Ich bin mir wohl bewußt, daß man diese Forderungen leicht stellen kann, daß sie aber außerordentlich schwer zu erfüllen sind. Auch für Neurologen und Psychiater ist die Darstellung der Persönlichkeit im Krankenblatt, besonders aber auch im Arztbrief, die schwerste Aufgabe; sie scheitern oft daran.

Ärzte, die in ihrer Ausbildung den Umgang mit psychischen Störungen nicht gelernt und die wechselseitigen Abhängigkeiten körperlicher und psychischer Störungen nicht erfahren haben, befinden sich in ihrem Bemühen um die Persönlichkeit des Kranken auf einem beschwerlichen Weg. Sie können ihn vielleicht nach jahrelangen Anstrengungen und vielen Enttäuschungen einigermaßen leicht begehen. Dies ist aber kein Problem des Arztbriefes, sondern ein nicht gelöstes Problem der medizinischen Aus- und Weiterbildung. Es ist aber ein Problem, das sich häufig in den Arztbriefen widerspiegelt.

Von jedem Arzt, auch wenn er noch unerfahren ist, kann man verlangen, daß er ständig zu erfahren versucht, wie ein Patient seine Krankheit erlebt, wie er sie bewältigt und weiterhin bewältigen wird. Allein schon durch die dauernde Beschäftigung mit diesen, in jedem Krankheitsfall auftretenden Fragen wird man für das intuitive Erfassen solchen Erlebens sensibilisiert. Man wird auch meist etwas über die Ängste, zumindest die bewußten Ängste eines Patienten erfahren können.

Gleichgültig, welche Vorbildung er hat: Jeder Arzt muß bei der Beschreibung eines Krankheitsbildes – auch wenn es noch so offenkundig schicksalhaft über den Patienten hereingebrochen ist – versuchen, folgende Fragen zu beantworten:

Warum wurde gerade *dieser* Mensch zu *diesem* Zeitpunkt von *dieser* Krankheit befallen?

Auch ohne besondere psychoanalytischen Gedankenhöhenflüge kann man dabei schon zu Einsichten kommen, welche einem helfen, die Beziehung zwischen der abstrakten Krankheit und dem Patienten zu erkennen.

Diesen Fragen hat man sich bei funktionellen Störungen besonders zu widmen. Auch als Nichtpsychiater sollte jeder Arzt zu ergründen versuchen, warum ein Patient z. B. „funktionelle" Herzschmerzen hat. Es genügt meist nicht, rein vom Phänomenologischen her und per exclusionem die Diagnose „funktionell" zu stellen; bei diesem Vorgehen kann man sich erheblich täuschen. Der KRITISCHE LESER weiß, daß bei manch einem Patienten, der zu Lebzeiten unter „funktionellen" Herzbeschwerden gelitten hat, autoptisch mehrere Herzschwielen nachgewiesen wurden, so daß retrospektiv die Beschwerden gar nicht mehr so „funktionell" erschienen.

Auch wenn eine Störung offensichtlich psychogen ist (bestimmte hysterische Lähmungen, hysterische Anfälle), genügt eine rein im Phänomenologischen verhaftete Diagnose nicht. Die positive Klärung aus der Lebensgeschichte im Zusammenhang mit dem psychischen Befund ist zwar nicht immer möglich, sollte aber immer auch vom Nichtpsychiater oder vom nichtpsychosomatisch versierten Arzt versucht werden. Findet man in einem solchen Fall im Arztbrief keine soziobiographischen Daten, kann jeder Leser mit genügender Sicherheit davon ausgehen, daß nicht alle Register ärztlicher Möglichkeiten gezogen wurden.

10 Therapie, Therapievorschlag – Prognose

Therapie, Therapievorschlag

Die *Therapie* und die *Beurteilung des Therapieerfolges* werden häufig unter dem Abschnitt „Beurteilung" abgehandelt, können aber genauso in einem gesonderten Abschnitt aufgeführt werden. Wie die Diagnose muß man auch die eingeschlagene Therapie begründen. Häufig fehlen aber solche Begründungen, die Plausibilität der therapeutischen Maßnahmen wird meist vorausgesetzt.

Für den niedergelassenen Arzt ist es häufig nicht zu erkennen, warum gerade dieses und nicht jenes Hochdruckmittel gegeben wurde, warum man das Herzglykosid veränderte oder weshalb das früher verordnete Diuretikum weggelassen wurde.

Auch die Indikation zu einer Operation wird in den chirurgischen Arztbriefen nicht immer genau herausgestellt.

Der *Therapieerfolg* wird gewöhnlich von den Klinikärzten außerordentlich optimistisch beurteilt (69). Kaum ein Patient, der nicht „in einem deutlich gebesserten Zustand" das Krankenhaus verläßt. Hausärzte bringen diesem Schlußsatz meist eine gehörige Portion Mißtrauen entgegen. Oft wird von dem Arztbriefautor eine Besserung des Zustandes auf die durchgeführte medikamentöse Therapie zurückgeführt. Selten findet man etwas kritischere Betrachtungsweisen, indem z. B. diskutiert wird, daß die Besserung auch allein auf den Milieuwechsel, die Pflege durch die Krankenschwestern oder auf den natürlichen Heilungsverlauf zurückgeführt werden könnte.

Viele niedergelassene Ärzte beklagten sich, daß die von ihnen angeordneten Medikamente in der Klinik einfach grundlos umgesetzt oder gar abgesetzt würden. So bekäme der Patient z. B. einfach ein etwas anderes Herzglykosid mit der gleichen Wirkung, aber einem anderen Namen. Dies erzeuge in den Patienten häufig ein Gefühl, als ob sie vorher nicht mit dem rechten Medikament behandelt worden wären.

In einer Klinikapotheke sind meist nur bestimmte Medikamente eingeführt. Die Klinikärzte sind deshalb häufig gezwungen, dem Patienten für die Dauer des stationären Aufenthaltes ein analoges Präparat zu dem zu geben, welches er vorher hatte. Es ist also nicht nur reine Willkür. Es wäre aber nicht zuviel verlangt, wenn der Klinikarzt bei der

Entlassung im Rezept oder bei der Therapieempfehlung an den Hausarzt auf das ursprüngliche Präparat zurückgreifen würde.

Die *Therapieempfehlungen* für den Hausarzt sind häufig umständlich und wenig praktikabel. So ist es keine Seltenheit, daß Patienten mit sechs bis zehn verschiedenen Präparaten aus der Klinik entlassen werden. In der Klinik bekommen die Patienten ihre Medikamente von der Schwester wohl sortiert in den entsprechenden Dosen zur rechten Zeit auf den Nachttisch gestellt. Zu Hause kommen sie aber fast nie mit einer etwas komplizierteren Arzneimittelverordnung zurecht. Häufig lassen sie dann deshalb oder auch aus anderen Gründen einige Medikamente weg, unglücklicherweise oft die, welche die wichtigen sind. Selten sind die Patienten darüber informiert, welches Präparat für sie eine besondere Bedeutung hat. Wenn in den Arztbriefen jedes einzelne Medikament, das zur weiteren Therapie empfohlen wurde, auch begründet würde, dann würde man wahrscheinlich selten einen Patienten finden, der mehr als drei bis vier Präparate bekommt.

Der Klinikarzt neigt dazu, in seinen Therapievorschlägen die Nebenwirkungen der Medikamente weniger zu beachten. Was der Patient aber unter stationären Bedingungen, z. B. an sedierenden Nebenwirkungen, anstandslos verträgt, kann im Berufsleben sehr hinderlich, beim Autofahren vielleicht sogar tödlich sein. Der niedergelassene Arzt ist deshalb gegenüber Nebenwirkungen sehr viel „empfindlicher" als der Stationsarzt (70).

Klinikärzte machen sich auch selten Gedanken darüber, ob ihre verordneten Medikamente vom Finanziellen her für den niedergelassenen Arzt überhaupt tragbar sind und ob es nicht vielleicht gleichwertige billigere Konkurrenzpräparate gibt. Das Problem löst sich zur Zeit von selbst, da die Klinikapotheken zusammen mit den Ärzten immer mehr die einzuführenden Medikamente erst nach Preisvergleichen auswählen.

Häufig wird versäumt dem Hausarzt mitzuteilen, wie lange man einen Patienten noch für *arbeitsunfähig* hält bzw. wie man sich dessen weitere Rehabilitation vorstellt. Dafür werden aber öfters dem Hausarzt als weitere Empfehlungen gewisse Banalitäten übermittelt, wie z. B., daß bei einem Patienten mit Hypertonus der Blutdruck regelmäßig gemessen werden soll.

Ganz wesentlich ist, daß dem Hausarzt immer mitgeteilt wird, *was* man mit dem Patienten gesprochen hat und wie weit er über sein Krankheitsbild *aufgeklärt* wurde. Patienten kommen öfters zu ihrem Hausarzt und beklagen sich, daß man mit ihnen in der Klinik überhaupt nicht gesprochen habe. Dies mag wohl zum Teil stimmen. Es gibt aber viele Beispiele dafür, daß Patienten, mit denen in der Klinik sehr ausführlich gesprochen wurde, bei ihrem Hausarzt dennoch behaupten, daß dies nicht der Fall gewesen wäre. Wahrscheinlich steht hinter solchen Behauptungen der uneingestandene Wunsch, auch die Ansicht des

Hausarztes, des Arztes ihres eigentlichen Vertrauens, zu hören und mit ihm alles noch einmal durchzusprechen.

Wenig Klinikärzten ist bekannt, daß es ein *Verstoß gegen die Berufsordnung* ist (§ 16 Abschn. 3 u. 4*), wenn man einen Patienten ohne Zustimmung des einweisenden Arztes zu einer ambulanten Kontrolle einbestellt. Zwar kann man in vielen Fällen das stillschweigende Einverständnis des niedergelassenen Kollegen voraussetzen, aber häufig wird auch Mißbrauch damit getrieben (103). Wenn ein Chirurg nach einer großen Operation den Patienten noch einmal sehen will, ist dies verständlich. Wenn man nach einer schwierigen stationären internistischen Behandlung mit einem Patienten, bei dem evtl. noch Komplikationen zu erwarten sind, eine Wiedervorstellung vereinbart, wird wohl niemand etwas dabei finden. Warum man aber einen Patienten nach Versorgung einer harmlosen Platzwunde zum Entfernen der Fäden oder zum Verbandswechsel noch einmal einbestellen muß und dies dem Hausarzt nicht überlassen will, ist unverständlich. Warum EKG-Kontrollen und Cholesterinspiegelbestimmungen bei Patienten nach Behandlungen eines leichten Herzinfarktes in der Ambulanz der Klinik vorgenommen werden müssen und nicht beim Hausarzt oder beim niedergelassenen Internisten nebenan, bleibt offen.

Prognose

Auf die Prognose wurde in der hippokratischen Medizin der größte Wert gelegt. Sie war fast das beherrschende medizinische Prinzip (18, 77). Gegenüber der Diagnostik und der Therapie spielt heute die Prognose aber eine etwas geringere Rolle. Bei jedem Krankheitsbild aber werden prognostische Überlegungen gestellt.

Im Arztbrief findet man selten prognostische Angaben. Eine richtige Prognose zu stellen, ist auch häufig nicht möglich. Man kann meist nur vage Vermutungen äußern, und viele Ärzte sind – eingedenk vieler eigener und fremder prognostischer Irrtümer – in ihren Äußerungen vorsichtig und zurückhaltend.

---

* Berufsordnung der Landesärztekammer Baden-Württemberg vom 4. Dezember 1977:

§ 16, *Abschn. 3:* Nach Entlassung aus stationärer Behandlung soll der Patient dem Arzt zurücküberwiesen werden, in dessen Behandlung er vor der Krankenhauseinweisung stand. Wiederbestellung zur ambulanten Behandlung oder Überwachung ist nur mit Zustimmung des behandelnden Arztes gestattet.

§ 16, *Abschn. 5:* Der Arzt soll Patienten, die ihm von einem anderen Arzt überwiesen worden sind, nach Beendigung seiner Behandlungstätigkeit wieder zurücküberweisen, wenn noch eine weitere Behandlung erforderlich ist.

Man könnte aber dennoch in den Arztbriefen etwas häufiger eine Stellungnahme zur Prognose erwarten. Der Empfänger eines Arztbriefes weiß in der Regel immer um die Problematik einer Prognose Bescheid. Er wird deshalb prognostische Irrtümer viel eher als z. B. diagnostische Irrtümer hinnehmen. Der niedergelassene Arzt hat besonders dann, wenn er mit bestimmten Krankheitsbildern und Krankheitsverläufen nicht so sehr vertraut ist, unbestimmtere prognostische Vorstellungen als der Kliniker und ist deshalb an dessen Meinung, auch wenn sie irrtumsbeladen sein sollte, sehr interessiert. Er ist auch dankbar für Angaben aus der Literatur (Rezidivquote, Fünfjahresheilung usw.). An solchen kurzen Erklärungen, die teilweise ja auch einen weiterbildenden Charakter haben, sind die niedergelassenen Ärzte sehr interessiert (Tab. 7, S. 81).

Auf alle Fälle *muß* die Prognose im Arztbrief immer dann aufgeführt werden, wenn mit dem Patienten darüber gesprochen wurde. Es muß genau festgehalten werden, *wie* man *was* mitgeteilt hat. Der weiterbehandelnde Arzt muß sich darauf einstellen können, denn es ist äußerst unangenehm für den Patienten und für die Ärzte peinlich, wenn zwei verschiedene Meinungen im Raume stehen.

Dies heißt nicht, daß der niedergelassene Arzt eine in der Klinik in ihrem ganzen Ausmaß mitgeteilte, ungünstige Prognose nicht etwas abschwächen sollte, d. h. auch nicht, daß er einem Patienten mit ausgeprägtem Nikotinabusus, den er von der Zigarette wegbringen will, die Prognose eines zweiten Herzinfarktes nicht in ihrem vollen Ernst schildern kann. Er muß aber unbedingt wissen, was in der Klinik gesagt wurde. Dies ist besonders auch dann wichtig, wenn er eine völlig andere Meinung zur Prognose haben sollte, denn gerade dann muß er sich ganz auf seinen Patienten und dessen Vorwissen einstellen können.

11 Übermittlungsdauer – vorläufiger Arztbrief

Die größten Schwierigkeiten mit den Arztbriefen hat man in der Klinik nicht etwa damit, daß sie gelegentlich fehlerhaft abgefaßt werden, sondern damit, daß sie häufig nicht rechtzeitig zur Post kommen. Es ist eine alte Erfahrung, daß aus dem Krankenhaus entlassene Patienten sehr rasch ihren Hausarzt aufsuchen. Meist benötigen sie eine weitere Krankschreibung, ein Rezept, oder sie möchten auch seine Meinung zu ihrem Fall hören. Der Hausarzt befindet sich dann aber oft in einer ganz unangenehmen Situation, wenn er noch keinen Entlassungsbrief in der Hand hat, der frisch entlassene Patient jedoch ihm gegenübersitzt. Ein vorläufiger Bericht mindert zwar gelegentlich das Unangenehme der Situation, die darin enthaltenen spärlichen Informationen erlauben aber meist nicht, daß er den Patienten beraten kann.

Ohne Zweifel sollte unter diesem Gesichtspunkt angestrebt werden, daß der Arztbrief mit dem Patienten am gleichen Tag die Klinik verläßt.

Eine so kurze Zeitspanne wird aber nur selten erreicht, die organisatorischen Probleme sind zu groß. So müßte der Brief mindestens einen Tag vor der Entlassung des Patienten schon diktiert worden sein. An diesem Tag dürfte für den Stationsarzt im allgemeinen keine unvorhergesehene Arbeit dazukommen. Das Sekretariat müßte immer ausreichend besetzt sein. Der gegenzeichnende Arzt müßte auch gerade Zeit für die Korrektur haben. Verbesserungen am Arztbrief oder gar eine Neuabfassung dürften nicht nötig werden. Alle Zusatzbefunde und Laborwerte müßten schon am Tag vor der Entlassung oder spätestens am Entlassungstag vorliegen. Der zentrale Postversand einer Klinik müßte auch am Abend noch funktionieren.

Bei so vielen organisatorischen Schwierigkeiten dürfte es nur selten gelingen, diese Idealforderung bezüglich der Übermittlungsdauer des Arztbriefes zu erfüllen.

Es muß aber organisatorisch zu lösen sein, daß ein Arztbrief spätestens drei Tage nach der Entlassung des Patienten zur Post geht. Stehen bei einem Patienten noch besondere Fragen an oder wird er gar in eine andere Klinik verlegt, *muß immer* der endgültige Arztbrief mit dem Patienten gehen.

Die allgemeine Erfahrung zeigt aber, daß auch diese Drei-Tage-Forderung vielfach nicht erfüllt wird. Aus den Antworten der niedergelassenen Ärzte geht dies eindeutig hervor.

Daß Arztbriefe so häufig zu spät kommen, kann nicht nur durch organisatorische Schwierigkeiten erklärt werden. Eine gewisse Säumnis spielt in vielen Fällen auch eine Rolle. Man kann in einer Klinik beobachten, daß es immer Ärzte gibt, welche trotz widriger Umstände regelmäßig ihre Briefe innerhalb von drei Tagen postfertig haben. Andere Ärzte wieder lassen eine Reihe von Krankenblättern zusammenkommen, um die Briefe dann in einem Zug zu diktieren. Das mag zwar gewisse Vorteile haben, die Nachteile überwiegen jedoch bei weitem.

So werden viele Briefe zwangsläufig zu spät fertig. Weiter hat man von den Krankenblättern, die im Stoß zu unterst liegen, eine Menge Daten vergessen, welche dann mühselig nachgeschlagen werden müssen. Auch ist die Erinnerung an nicht schriftlich niedergelegte Informationen (z. B. während der Visite) wieder verblaßt, so daß sie verloren gehen, was die Qualität des Briefes erheblich mindert.

Mit dem Ziel, die Übermittlungsdauer bei Arztbriefen von der eigenen Abteilung zu verringern, habe ich einmal die durchschnittliche Übermittlungsdauer bestimmt (Zeitraum zwischen Datum der Entlassung und Datum des Diktates). Dabei fiel gewissermaßen nebenbei auf, daß (mit wenigen Ausnahmen) die Qualität der Briefe deutlich mit der Länge der Übermittlungsdauer abnahm. Entsprechend nahm auch die Notwendigkeit von Korrekturen zu.

Dieses Nachlassen der Qualität hat vermutlich nicht nur damit etwas zu tun, daß dem Verfasser des Briefes nicht mehr alle Daten vollständig gegenwärtig waren. In der Regel ist es so, daß Ärzte, die weniger rationell arbeiten können, nicht nur zu spät zum Diktieren kommen, sondern öfters auch mit den Arztbriefen sowieso gewisse Schwierigkeiten haben. In Zeiten stärkerer Belastung (Urlaubszeit, hoher Patientendurchgang) werden aber auch die Briefe von Assistenzärzten, die sonst sehr gezielt arbeiten, etwas oberflächlicher.

Ein merkwürdiges Phänomen ist, daß auch auf Abteilungen mit langer durchschnittlicher Verweildauer der Patienten die Übermittlungsdauer der Arztbriefe oft zu lang ist, obwohl weniger Briefe geschrieben werden müssen.

Da sich eine gewisse Zeitspanne bis zum Eintreffen des Briefes beim niedergelassenen Arzt nicht vermeiden läßt, hat es sich eingebürgert, dem Patienten einen *vorläufigen Arztbrief* für den Hausarzt oder den weiterbehandelnden Arzt in die Hand zu geben. Ein solcher vorläufiger Arztbrief ist meist ein Vordruck, der immer folgende Informationen enthalten soll:

1. Absender, Datum.
2. Personalien des Patienten mit Aufnahme- und Entlassungsdatum.
3. Diagnose.

4. Therapievorschlag, Angaben zur Arbeitsunfähigkeit, weitere geplante Maßnahmen.
5. Besondere Bemerkungen.
6. Unterschrift (Name auch in Druckschrift), Angabe der Station, Telefonnummer.

Die niedergelassenen Ärzte sind außerordentlich stark an einem vorläufigen Arztbrief interessiert. Wohl unter dem Eindruck des ständigen Ärgers mit zu spät ankommenden Arztbriefen hielten 94% (!) der von mir befragten Kollegen es für gut, daß man dem Patienten einen vorläufigen Entlassungsbrief in die Hand gibt.

Viele bemängelten, daß Rückfragen bei dem zuständigen Stationsarzt oft sehr schwierig seien, weil die Unterschrift meist nicht leserlich sei und die Angabe einer Telefonnummer fehle. Solche Klagen wurden auch anderen Ortes schon laut (35).

Der vorläufige Arztbrief bietet ein besonderes Problem. Der Patient bekommt in der Regel einen verschlossenen Brief in die Hand, von dem er weiß, daß etwas über ihn darin steht. Dies erzeugt bei ihm ein Unsicherheitsgefühl, wohl oft auch mit der bangen Frage, ob es sich evtl. um einen Uriasbrief handle. Verständlicherweise kommt er dann in die Versuchung, den Brief zu öffnen. Dies ist unter anderem auch der Ausdruck eines nicht genügend aufgebauten Vertrauensverhältnisses.

Bevor man also einem Patienten einen vorläufigen Arztbrief in die Hand gibt, soll man mit ihm über sein Krankheitsbild eingehend gesprochen haben – eine Forderung, die sowieso selbstverständlich ist. Was hindert uns dann aber noch, den Brief in einem *offenen* Umschlag dem Patienten zu geben?

Will man einem Patienten aus irgendwelchen Gründen die Diagnose nicht sagen, sollte man sie auch nicht in den vorläufigen Arztbrief schreiben und sich dann nur auf einige Bemerkungen und den Therapievorschlag beschränken. In solchen Fällen sollte aber der endgültige Arztbrief sofort abgeschickt werden.

Es hat auch keinen Sinn, die Diagnose in einer komplizierten Medizinersprache zu verschlüsseln, um sie dem Patienten nicht verständlich zu machen. Wenn der Patient den Brief öffnet, wird er meist noch besorgter werden.

In den Fragebögen bezogen sich zwei Fragen auf die Übermittlungsdauer des klinischen Arztbriefes. Die erste Frage betraf die Zeit, bis zu welcher die endgültigen Arztbriefe bei den niedergelassenen Ärzten eintreffen würden. *Nur 9% der befragten Ärzte gaben an, daß sie den Arztbrief rechtzeitig bekommen würden.* Zu einer gerade noch tragbaren Zeit bekommen ihn 35%, und *verspätet* trifft er bei 56% ein.

Dabei sind aber die Forderungen der befragten Ärzte bezüglich der Übermittlungsdauer (zweite Frage) ganz gewiß nicht überzogen. Unter der Voraussetzung, daß ein vorläufiger Arztbrief mitgegeben wird, wünschen 22% den Arztbrief innerhalb von acht Tagen, 55% innerhalb von 12–14 Tagen, 15% sind sogar mit einem Brief drei Wochen nach der Entlassung des Patienten noch zufrieden.

Der Kliniker jedoch sollte sich auf diese Antworten nicht so sehr beziehen. Viele Ärzte scheinen – wohl in Anbetracht ihrer eigenen Nöte mit dem Arztbrief während ihrer Assistentenzeit – die Angaben eher großzügig gemacht zu haben, wie aus vielen Randbemerkungen hervorging. *An der Drei-Tage-Forderung sollte man nicht rütteln.*

12 Über die Fehlerquellen im klinischen Denken

Uns Ärzten wird immer wieder nachgesagt – meist von Naturwissenschaftlern und Juristen –, daß wir nicht immer logisch denken würden. Dieser Vorwurf scheint nicht ganz unberechtigt zu sein.

Chemiker, die wie die Alchimisten Gold herstellen wollen, gibt es keine mehr. Es gibt aber Ärzte, die mit Pflanzenextrakten in Verdünnung von 1 : 1 Milliarde glauben, heilen zu können. Es gibt keinen Physiker mehr, der glaubt, er könne ein Perpetuum mobile herstellen. Es gibt aber Ärzte, welche die Quadratur des Kreises versuchen und ihren älteren Patienten mit Frischzellen oder anderen Präparaten die Jugend wieder schenken wollen.

Wieviel Wurmfortsätze wurden schon aufgrund undisziplinierten Denkens operativ entfernt? Wieviel Millionen von Tonsillen und Zähnen wurden schon auf dem Altar der kaum begründeten Fokaltheorie geopfert? Wie schnell neigen wir dazu, uns Modeströmungen und Modediagnosen mit wehenden Fahnen anzuschließen? Therapeutische Richtlinien ändern sich oft schneller als die Einstellung der Weiblichkeit zur Höhe des Rocksaumes. Wie häufig werden im Rahmen des Kausalitätsbedürfnisses, welches wir so gerne unseren Patienten zuschreiben, unbegründete Diagnosen gestellt? Wie oft dienten schon die röntgenologisch nachweisbaren spondylotischen Randzäckchen an der Halswirbelsäule als Aufhänger für die Begründung von Kopfschmerzen, Durchblutungsstörungen und anderen Übeln?

Dem Mazedonierkönig PHILIPP II. wird der zynische Ausspruch zugeschrieben: „Exceptis medicis nihil stultius est grammaticis." (Mit Ausnahme der Ärzte ist niemand dümmer als die Lehrer [HOLLÄNDER 1921].) Der große Stauferkönig FRIEDRICH II., Gründer der ersten europäischen Universität (1224 n. Chr.), wußte schon um die Notwendigkeit klaren Denkens in der Medizin und forderte, daß angehende Ärzte vor ihrem eigentlichen Studium ein 3jähriges Studium der Logik zu absolvieren hätten (50, 102).

In der heutigen Zeit, in welcher der Nimbus des Arztes zunehmend schwindet, muß sich die Medizin sehr viel mehr mit zum Teil berechtigter Kritik auseinandersetzen; sie hat sich aber auch gegen maßlose Vorwürfe (ILLICH 1977) zu wehren (36). Die Medizin als eine Disziplin, die stark naturwissenschaftlich ausgerichtet ist, bekommt auch von dem wissenschaftstheoretischen Rundumschlag FEYERABENDS (1976, 1980) ihren Teil ab.

Unter anderem erhebt FEYERABEND den Vorwurf, daß Ärzte oft zu widersprüchlichen Entscheidungen kommen:

„Wer hat es nicht erlebt, daß ein Arzt eine Operation empfiehlt, ein zweiter sie ablehnt, während ein dritter eine von den beiden ersten ganz verschiedene Prozedur vorschlägt (34)?"

Analysiert man solche Argumente, welche die Medizinkritiker ganz oder teilweise zu recht anführen, so findet man, daß letztlich unklares medizinisches Denken den Anlaß zu dieser Kritik geboten hat. Die Geschichte der Medizin zeigt, daß trotz der enormen Erfolge in den letzten 150 Jahren ihr Weg mit Irrtümern geradezu gepflastert war. Widersprüchlichkeiten und Irrtümer gab es auch in der Physik, Chemie und anderen Wissenschaften, jedoch nicht in dieser Vielzahl und Vielgestaltigkeit wie in der Medizin.

Auch wenn man den Ausspruch des Mazedonierkönigs nicht so ernst nimmt und davon ausgeht, daß die Ärzte auch nicht dümmer sind als Angehörige anderer Berufsgruppen, muß man sich darüber Gedanken machen, warum gerade Ärzte anscheinend besonders zu unkritischem Denken neigen.

Unkritische Denkweisen sind überall in der Bevölkerung verbreitet. Man kann dabei zwei Arten unterscheiden. Das rein *nachlässige Denken*, bei dem die Gesetze der Logik fehlerhaft angewendet werden, ist wohl die harmlosere Form, weil es leichter korrigierbar ist. Hierzu gehört z. B. das falsche Vorgehen bei der Lösung einer Rechenaufgabe, voreilige Verallgemeinerungen, falsches Korrelieren oder falsche Analogieschlüsse. Ein alter Denkfehler in der Medizin ist das Schließen nach dem Prinzip: Post hoc ergo propter hoc. (Ich habe einem Patienten ein Medikament gegeben. Er wurde geheilt. Also hat das Medikament gewirkt.) Ein derartiges nachlässiges Denken hat verschiedene Ursachen: schlechte Schulung, Konzentrationsmangel, psychischer Druck (z. B. Eile), aber natürlich auch eine flache Intelligenz.

Eine zweite, weit gefährlichere Form ist das Denken, welches durch Triebe, Wünsche oder Affekte in eine bestimmte Richtung gelenkt wird. BLEULER (1918) nannte dies das *autistische Denken*. Während das nachlässige Denken mit der Realität, wenn auch in ungenügender Weise, zu rechnen sucht, kümmert sich das autistische Denken um die Wirklichkeit nur, sofern es sie braucht, und schließt sie aktiv aus, wo sie ihr hinderlich scheint (6). Das autistische Denken nimmt keine Rücksicht auf Erfahrung, verzichtet auf Kontrolle der Resultate und logische Kritik, sucht nicht Wahrheit, sondern die Erfüllung von Wünschen. Zufällige Ideenverbindungen, vage Analogien, affektive Bedürfnisse ersetzen die zu verwendenden Erfahrungsassoziationen. Der Primitive erforscht die Welt nicht, er denkt sie sich aus.

Hierzu gehören Ideologien, Dogmen, aber auch magische Vorstellungen (z. B. der weit verbreitete Glauben an die Astrologie). In seiner übersteigerten Form nähert sich das nachlässige Denken dem Denken des Schwachsinnigen, das autistische Denken dem des Wahnkranken.

Die Medizin ist eine Disziplin, welche besondere Ansprüche an das Denken stellt. Es darf hier nämlich nicht nur naturwissenschaftlich, es muß auch geisteswissenschaftlich im weitesten Sinne (hermeneutisch) gedacht werden. Diese unabdingbare Doppelgleisigkeit erschwert nun in vielen Fällen das kritische Denken. Hinzu kommen noch einige Eigentümlichkeiten in der Medizin, die auch den um Denkdisziplin bemühten Mediziner wie Fußangeln zum Straucheln bringen können. Einige wesentliche Quellen klinischer Denkfehler sollen deshalb hier aufgezeigt werden (Tab. 8).

Tabelle **8**   Fußangeln für kritisches klinisches Denken.

a) Ausbildung zum Arzt

b) zu großer Wissensstoff

c) unbestimmte Begriffe

d) Unschärfe der zur Diagnose führenden Daten

g) naturwissenschaftlich nicht faßbare Wesenszüge des Menschen

h) persönliche Beziehung zum Kranken

i) unreflektierte Intuition

Ausbildung zum Arzt

Das Studium der Medizin muß darauf angelegt sein, möglichst viele Fakten zu vermitteln. Diese Fakten stehen aber untereinander oft nur in lockerem Zusammenhang. In einem Mathematikbuch wird z. B. ungleich weniger Stoff vermittelt als in einem Lehrbuch der inneren Medizin. Die Fakten in dem Mathematikbuch hängen aber fast alle auf komplizierte Weise miteinander zusammen und lassen sich voneinander ableiten. Letztlich kann man die ganze Mathematik auf einige Axiome zurückführen. Etwas ähnliches ist in der Medizin nicht möglich.

Hier wurden durch Beobachtung und Experiment Tausende von Einzelinformationen gewonnen, die sich der Student, wenn auch nach einem gewissen Ordnungsprinzip, einzuprägen hat. Diese Informationen muß er dann mit denen in Beziehung setzen, welche durch die Untersuchung eines Patienten gewonnen wurden. Abgesehen von dem Erlernen der Methodik, Befunde zu erheben, leistet er viel Gedankenarbeit, die auch – im Prinzip jedenfalls – ein Computer verrichten könnte. Das Entwickeln von gedanklichen Strategien, ein mehrschrittiges Ableiten und damit auch die Fähigkeit zur Urteilsbildung werden nur wenig geübt.

Das häufige Fehlen einer umfassenden Beurteilung in Arztbriefen ist sicher ein Ausdruck dieses Mangels. Der Jurist wird viel mehr darin geschult, ein Urteil zu bilden und dies zu formulieren. Der angehende Arzt wird mit solchen Aufgaben aber erst dann konfrontiert, wenn er in die Klinik kommt.

Zu großer Wissensstoff

Das medizinische Wissen ist zu einem solchen Labyrinth von sicheren Kenntnissen, Halbwahrheiten und noch unerkannten Irrtümern angewachsen, daß wohl niemand mehr richtig durchfindet. Dies führte zur vielbeklagten, nicht ganz vermeidbaren, teilweise aber bis ins Groteske übersteigerten Spezialisierung.

Spezialisierung ist eine bewußte Fokussierung des Interesses. Wer sich damit aber auch den Gesichtskreis einengt, öffnet dem Irrtum alle Schleusen, denn der kranke Mensch kann nicht fokussiert, d. h. mit eingeengtem Blickwinkel betrachtet werden.

Es gibt also keine andere Möglichkeit: Jeder Arzt muß sich durch den Irrgarten medizinischen Wissens quälen. Dabei hilft einem nur ein geübter Verstand und ein solider Grundstock an Wissen. Man ist aber immer auch gezwungen, sich an den Ariadnefaden der wissenschaftlichen Lehrmeinung zu halten. Wer sich aber, meist aus Unsicherheit, sklavisch danach richtet, dem kann es ergehen wie dem berühmten Arzt RIOLAN, welcher die revolutionäre Entdeckung des Blutkreislaufes durch HARVEY (1623 n. Chr.) mit der Begründung ablehnte, daß die alten (hippokratischen) Ärzte sich ja so grundlegend nicht hätten irren können (97).

Bei der Kompliziertheit und Fülle des Stoffes greift man gerne – nur um sich wenigstens irgendwo halten zu können – nach Thesen, die oft gar nicht so haltbar sind. Hängt man ihnen dann auch noch längere Zeit an, kommt man meist nicht mehr davon los, auch wenn es Gegenargumente gibt. So entsteht, meist als Ausdruck von Gewohnheit, Hilflosigkeit und Kritikschwäche, die Dogmengläubigkeit, welche in der Medizin nicht unbekannt ist.

Generationen von Ärzten glaubten an die Fokaltheorie und handelten danach. Jahrelang galt die von VOLHARD vorgetragene Meinung vom roten und blassen Hochdruck. Kurzsichtigkeit im Schulalter wurde widerspruchslos als Folge des vielen Lesens angesehen. Jahrelang wurde uns das sogenannte Idealgewicht verkündet und von vielen auf ärztlichen Rat hin mühevoll und meist erfolglos angestrebt. Heute wiederum glaubt man zu wissen, daß die Lebenserwartung der leicht „Überidealgewichtigen" sogar etwas höher ist (24).

Wie steht es mit der psychoanalytischen Theorie, die für viele schon unumstößliche Wahrheit ist? Begriffe wie „Ödipuskomplex" und

„Libido" sind für viele schon so fester Bestand medizinischen Wissens, daß an ihrem Wahrheitsgehalt nicht einmal mehr gezweifelt werden darf. Nur wenige wissen, daß von ethologischer (verhaltenswissenschaftlicher) (25), neurophysiologischer (58, 59), psychologischer (29) und auch wissenschaftstheoretischer (91) Seite aus erhebliche Einwände, ja sogar auch völlige Ablehnung geäußert wurden.

Da der praktisch tätige Arzt kaum etwas nachprüfen kann, ist er der gängigen Lehrmeinung mehr oder weniger stark ausgeliefert. Dennoch kann er sich durch kritische Betrachtung – gestützt auf ein solides Grundwissen – wenigstens der *suggestiven* Kraft entziehen, welche von Autoritäten und Lehrmeinungen öfters ausgeht. Immer wird es ihm aber nicht gelingen.

Unbestimmte Begriffe

Begriffe sind gewissermaßen die Elemente des Denkaktes. In den Idealwissenschaften (Logik, Mathematik) oder in der Jurisprudenz werden Begriffe *logisch* miteinander verknüpft. Der Mathematiker gelangt so zu Lehrsätzen, der Jurist zum Urteil. In der Naturwissenschaft werden Begriffe *kausal* miteinander in Beziehung gesetzt. Man gelangt damit zu Sätzen, mit denen die Umwelt gewissermaßen abgebildet wird. Bei einem Begriff kann man einen *Begriffskern* und einen *Begriffshof* unterscheiden. Soweit das Feld eines Begriffes klar ist, was Umfang und Inhalt anbelangt, handelt es sich um den Begriffskern. Dort wo der Zweifel sich einstellt, beginnt der Begriffshof (HECK, zit. nach ENGISCH). So ist z. B. beim Begriff *Mensch* klar, daß der Begriff Kind eingeschlossen ist. Zweifel bestehen aber, ob dies auch bei einem drei Wochen alten *Embryo* (Begriffshof) der Fall ist.

Wenn bei einem Begriff der Begriffshof sehr groß ist, spricht man von einem *unbestimmten* Begriff. Je kleiner der Hof, desto bestimmter ist der Begriff. Je bestimmter die Begriffe sind, desto besser lassen sie sich in einen logischen oder kausalen Zusammenhang bringen.

In der Medizin gibt es durch Vielbedingtheit und fließende Grenzen sehr viele unbestimmte Begriffe, was logisch begründete Urteile erschwert. Sogar der Begriff „Krankheit", der schließlich ganz im Mittelpunkt steht, ist sehr unbestimmt. Eine befriedigende Definition ist noch nicht gelungen. Diese müßte sowohl naturwissenschaftlichen als auch geisteswissenschaftlichen (traditionellen, soziokulturellen, religiösen u. a.) Aspekten Rechnung tragen.

Auch andere Begriffe, die in der Medizin von großer Bedeutung sind, haben einen enormen Begriffshof, wie z. B. Vertrauen, Warmherzigkeit, ärztliche Führung, Verständnis, Mitgefühl u. a. Auch Begriffe der ärztlichen Alltagssprache, wie Arbeitsfähigkeit, Berufsfähigkeit, Konsti-

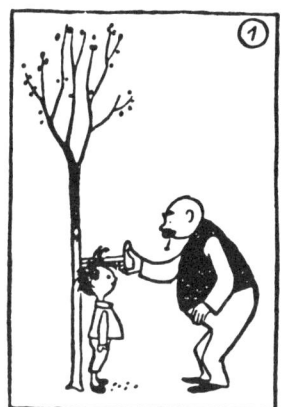 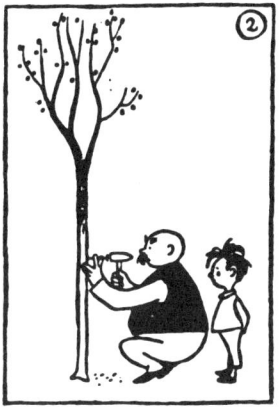

Ein Jahr später

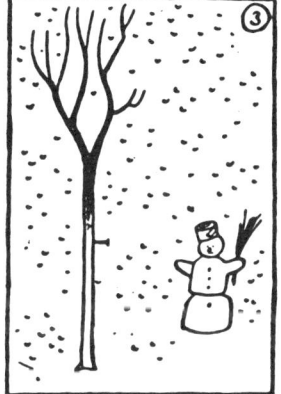 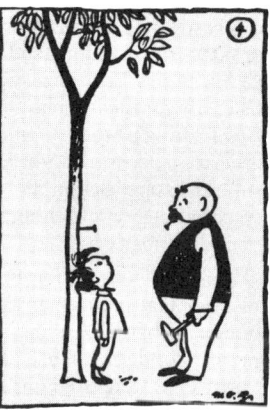

Wenn Sie nur geschmunzelt haben: Ihre botanischen Kenntnisse sind begreiflicherweise schon etwas verblaßt. Der Denkfehler des Zeichners blieb Ihnen aber wohl nicht nur deshalb, sondern auch durch die suggestive Kraft des Humors verborgen: Bäume wachsen fast nur an den Akren (terminales Längenwachstum). Der Nagel dürfte seine Position kaum geändert haben.

tution, Disposition u. a., sind ihrer Natur nach gänzlich unbestimmt und lassen dadurch der subjektiven Betrachtung weiten Spielraum. Was ist z. B. Berufsunfähigkeit? Die Rechtswissenschaft kann es sich leicht machen. Sie definiert die Berufsunfähigkeit abgekürzt folgendermaßen (74):

> „Berufsunfähig ist ein Versicherter, dessen Erwerbsfähigkeit in Folge von Krankheit oder anderen Gebrechen oder Schwächen seiner körperlichen oder geistigen Kräfte auf weniger als die Hälfte derjenigen eines körperlich und geistig gesunden Versicherten mit ähnlicher Ausbildung und gleichwertigen Kenntnissen und Fähigkeiten herabgesunken ist."

Hier wird der unbestimmte Begriff „Berufsunfähigkeit" mit dem genauso unbestimmten Begriff „Erwerbsunfähigkeit" definiert.

Die Juristen geben so gewissermaßen den Schwarzen Peter an die Mediziner weiter, denn nur diese legen die Berufs- und Erwerbsunfähigkeit fest. Nicht selten beklagen sich die Juristen dann noch über die unlogisch denkenden Mediziner, wenn diese in ihren Gutachten beim gleichen Probanden zu verschiedenen prozentualen Einschätzungen gelangen.

Auch die Festlegung der *Arbeitsunfähigkeit*, täglich tausendfach durch Ärzte praktiziert, ist weitgehend durch die Unbestimmtheit des Begriffes zu einer Sache des Ermessens geworden. Dieses Ermessen ist sogar so frei, daß es oft gar nicht mehr allein nach ärztlichen Richtlinien gehandhabt wird. Häufig ist die Arbeitsunfähigkeitsbescheinigung eine ärztlich sanktionierte, aber nicht immer ärztlich begründete Fluchthilfe für Alltagsüberdrüssige. Schon 1918 klagte BLEULER (6): „. . . überhaupt die Verschreibung der Schonung und Erholung ist eine entsetzlich unklare und unüberlegte."

In den klinischen Arztbriefen findet man recht selten Vorschläge dazu, wie lange der Hausarzt einen entlassenen Patienten noch krankschreiben könnte. Sicherlich ist dies nicht nur eine Gedankenlosigkeit des Klinikarztes, sondern auch häufig der Ausdruck einer unbestimmten Scheu, dort eine feste Stellung zu beziehen, wo es fast keine Anhaltspunkte gibt. Er verläßt sich hier meist auf den Hausarzt, dem er in dieser Hinsicht mehr Erfahrung zutraut.

Unschärfe der zur Diagnose führenden Daten

Unsere kausal-logischen Schlußfolgerungen können noch so exakt und unanfechtbar sein, sie führen dennoch zu falschen Aussagen, wenn die Prämissen nur zum Teil oder überhaupt nicht stimmen. Solcher Art sind häufig die Quellen diagnostischer Irrtümer.

Die ersten Daten auf dem Weg zur Diagnose erhalten wir über die *Anamnese*.

Es ist wohl allen Ärzten bewußt, daß die anamnestischen Angaben sehr stark von der Person des Patienten geprägt und weit von den „objektiven" oder „harten" Daten entfernt sind, die sich ein exakter Naturwissenschaftler wünschen würde. Wenn ein Patient von „Schmerzen" spricht, weiß der Arzt noch lange nicht, was dieser empfindet. Man kann nicht so tief in das Bewußtsein eines Menschen eindringen, daß man dessen Schmerzerlebnis nachvollziehen kann. Man kann nur das Erlebnis selbst erlittener Schmerzen in sich wachrufen. Dieses Erlebnis kann aber völlig anderer Natur sein als das des Patienten. Um diesen Mangel zwischenmenschlichen Verstehens etwas auszugleichen, wird der Arzt immer versuchen, das Erlebnis „Schmerz" bei seinem Patienten so weit wie möglich zu analysieren, was aber ziemlich kompliziert sein kann (75). Die Umgangssprache soll bis zu 700 Begriffe enthalten, mit denen körperliche Beschwerden ausgedrückt werden können (53). Und dennoch wird der Arzt in vielen Fällen nicht einmal annähernd eine Vorstellung vom Schmerzerlebnis seiner Patienten gewinnen können, wenn es sich um Schmerzformen handelt, die mit den alltäglichen Schmerzen nicht verglichen werden können. Man denke z. B. an Phantomschmerzen, thalamische Schmerzen, Kausalgien, Neuralgien, psychogen fixierte, psychogen ausgelöste oder überwertig erlebte Schmerzen. Auch das Gegenteil – die hysterische Analgesie – kann kaum nacherlebt werden.

Ein weiterer Mangel anamnestischer Daten ist, daß sie nie vollständig sind, da ja nicht alle theoretisch möglichen Fragen gestellt werden können. Schon aus zeitlichen Gründen muß man sich auf einige Standardfragen beschränken und im übrigen sehr gezielt vorgehen. Aber gezielt fragen heißt eine Auswahl treffen, und das bedeutet, daß ein subjektives Moment vom Untersucher einstreut. Solche subjektiven Momente können aber die Diagnose in die falsche Richtung lenken.

Hinzu kommt, daß Patienten sich an viele Dinge nicht mehr richtig erinnern und nur ungenaue Angaben machen können, auch wenn die Anamnese noch so sachgerecht erhoben wird (78). Dies zeigt sich auch darin, daß anamnestische Daten nicht immer genügend reproduzierbar sind (46).

Die Vollständigkeit der Anamnese leidet auch darunter, daß viele Angaben der Patienten verschleiert und von nonverbalen Signalen begleitet (Mimik, Gestik, Körperhaltung) vorgebracht werden, deren Entschlüsselung viel Erfahrung erfordert und nicht jedermann gelingt.

Nach der Anamnese kommt die *körperliche* Untersuchung. Hier ist man eher versucht anzunehmen, daß die gewonnenen Befunde sogenannten „harten" Daten entsprechen. Aber auch bei der Untersuchung fließt allein schon durch die Auswahl ein subjektives Element ein. Man kann nicht alle Befunde erheben, die überhaupt zu erheben sind. Es wird immer eine Auswahl getroffen werden, vorwiegend über die Kenntnis der Anamnese. Man wird z. B. bei einem Patienten nicht unbedingt den Augenhintergrund spiegeln, wenn er über Kreuzschmerzen klagt und man nach der Anamnese an einen Bandscheibenvorfall denkt. Die Untersuchung des Augenhintergrundes hätte jedoch eine Stauungspapille ergeben können, welche durch Metastasen eines Lungentumors bedingt ist, der sowohl in das Gehirn als auch in die Lendenwirbelsäule metastasiert hat.

Unvollständige körperliche Befunde sind Quellen diagnostischer Irrtümer. Die Unvollständigkeit ist aber nicht immer nur Folge einer vordergründigen Nachlässigkeit, sondern Folge falscher Auswahlkriterien. Solche falschen Auswahlkriterien entstehen aufgrund einer vorgefaßten Meinung (in unserem Fall z. B. durch das Vorurteil, daß die Kreuzschmerzen durch einen Bandscheibenvorfall bedingt sind).

Diese Gefahr des Irrtums durch das Vorurteil ist nicht nur ein Problem in der Medizin, sondern besteht in jeder Wissenschaft. So wurden z. B. einmal bei einem Experiment die Versuchsleiter selbst zum Gegenstand eines Versuches gemacht (96). Beim Studium des Lernverhaltens von Ratten im Labyrinth wurde dem einen Versuchsleiter gesagt, er habe es mit einem besonders intelligenten Rattenstamm zu tun. Einem anderen Versuchsleiter sagte man, obwohl es sich um Ratten aus dem gleichen Stamm handelte, er habe besonders dumme Tiere zu untersuchen. Als Ergebnis zeigte sich dann auch, daß abhängig von der einsuggerierten Erwartung die Lernergebnisse einmal gut und einmal schlecht bewertet wurden.

Bei der körperlichen Untersuchung ist der Arzt der Gefahr des Vorurteils fast regelmäßig ausgesetzt. So hat er sich durch die Vorgeschichte meist schon auf eine bestimmte Diagnose festlegen lassen und untersucht dann vorwiegend in dieser Richtung. In solchen Fällen neigt man dazu „Mikrobefunde", welche zur vorgefaßten Meinung passen, ungebührlich zu bewerten und andere, evtl. wegweisende Befunde gewissermaßen wie den Balken im eigenen Auge zu übersehen.

Auch die persönliche Einstellung zu bestimmten diagnostischen Problemen bzw. die theoretischen Konzepte, denen man anhängt, haben einen Einfluß auf den erhobenen Befund. Dies gilt besonders bei psychiatrischen Untersuchungen. So konnte z. B. gezeigt werden (76), daß sogar das Geschlecht des Untersuchers einen Einfluß auf den Befund hat. Im Vergleich zu ihren weiblichen Kollegen bezeichneten männliche Untersucher bestimmte Patientinnen signifikant häufiger als hysterisch. Man weiß auch, daß die psychiatrischen Diagnosen bei Patienten aus einer sozial tieferstehenden Bevölkerungsgruppe anders lauten als bei sozial Höherstehenden (50).

Aber auch bei rein körperlichen Krankheiten können durch die Person des Untersuchers anamnestische Daten, körperliche Befunde und schließlich auch die Diagnose eine von der Realität abweichende Richtung bekommen. Die Unschärfe mancher Begriffe wie z. B. Adipositas, vegetative Labilität u. a. spielt dabei eine große Rolle (104).

Es gibt nur wenig Möglichkeiten, diesen Fußangeln des Subjektivismus zu entgehen. Eine Grundvoraussetzung dafür ist, daß man einfach darum weiß, daß auch bei der noch so objektiv geplanten Anamnese- und Befunderhebung immer wertende, d. h. diagnostische Gedanken ablaufen müssen. Wenn man sich bewußt wird, daß solche diagnostischen Gedanken sich vorzeitig als *Vorurteile* festsetzen können, hat man schon einiges geleistet, um der Gefahr zu entgehen. Auch das ständige Bemühen, bei der Erhebung des Befundes Feststellung und Wertung streng zu trennen (S. 29ff.), hilft Denkfehler vermeiden.

FEINSTEIN (1963) verglich den Arzt, der Befunde sammelt, mit einem Apparat (an apparatus called physician), der entsprechend kalibriert werden muß. Er hat in seiner Klinik deshalb eingeführt, daß bestimmte Phänomene (z. B. ein Herzgeräusch) von mehreren Ärzten beschrieben und bewertet werden. Danach muß im gemeinsamen Gespräch und nach gemeinsamer Untersuchung Einigkeit über den zu fixierenden Befund erzielt werden. Nur durch diese Methode der Kalibrierung gelingt es, diese Subjektivität in der klinischen Wissenschaft einigermaßen zu vermindern (31). Verwirklicht werden kann ein solches Konzept nur in der Klinik. Jeder Arzt sollte während seiner Ausbildung durch eine sehr eingehende „Kalibrierungsschule" gehen.

Die Hauptforderung jedoch, um Objektivität bei der klinischen Untersuchung zu erreichen, ist, daß man nie versuchen soll, seinen Befund und seinen Verdacht zu bestätigen, sondern daß man alles daran setzt, Argumente gegen die eigene Meinung zu finden. POPPER, Wissenschaftstheoretiker und Begründer des kritischen Rationalismus, hat dies allgemein für die Wissenschaft formuliert:

> „Wann immer wir nämlich glauben, die Lösung eines Problems gefunden zu haben, sollten wir unsere Lösung nicht verteidigen, sondern mit allen Mitteln versuchen, sie selbst umzustoßen" (90).

Zwang zum Handeln

Ein Arzt muß oft Entscheidungen treffen, obwohl er nicht alle Fakten kennt. Er muß auch dann handeln, wenn etwa von einem rein naturwissenschaftlichen Standpunkt aus jede therapeutische Aktivität sinnlos wäre. So kann er nicht einfach die Achseln zucken, wenn er es mit einem unheilbar Kranken zu tun hat. Einen hoffnungslosen Fall darf es für ihn nicht geben. Hilfe, auch dort wo es keine Heilungsmöglichkeit gibt, muß er immer finden.

Dies gilt auch für die vielen Patienten mit unbestimmten Beschwerden, bei deren medikamentöser Behandlung man mehr oder weniger bewußt auf den Plazeboeffekt setzt. Das kann zwar helfen und wird oft nicht zu umgehen sein, führt aber genau wie das alte Rezept „ut aliquid fiat" oder „ut aliquid fieri videatur" (damit irgend etwas geschieht oder damit irgend etwas zu geschehen scheint) auf den bedenklichen Weg der Unsachlichkeit. Nach jahrelanger Praxis neigt man leicht dazu, sich über solche teils irrationalen therapeutischen Verhaltensweisen (die man nicht ganz verwerfen kann) keine Rechenschaft mehr abzulegen. Um sein klinisches Denken klar und sachlich zu halten, muß man sich ständig bewußt sein, daß ein derartiges therapeutisches Vorgehen immer der Ausdruck unseres Unwissens ist.

Gefahr der medizinischen Technik

Die enorme Entwicklung der Apparatetechnik in der Medizin hat nicht nur Vorteile gebracht. Von Apparaten scheint eine merkwürdige suggestive, fast magische Wirkung auszugehen. Anders wäre die oft übersteigerte Gläubigkeit an Laborwerte und Apparate und deren weitverbreitete Überschätzung nicht zu erklären. In den Arztbriefen aus internistischen und neurologischen Abteilungen wimmelt es nur so von Laborparametern und technischen Daten, während die Krankengeschichte und der klinische Befund mancherorts zu verkümmern drohen.

Die Gefahren, die aus einer solchen *Medokratie* (medizinische Technokratie) erwachsen, kann man sehr deutlich am Beispiel der Computertomographie zeigen, welche sicherlich die wichtigste medizinische Errungenschaft der letzten Jahre ist. Jeder Neurologe hatte vor der Computertomographie-Ära bei Patienten mit Kopfschmerzen oder besonderen neurologischen Erscheinungen die unbestimmte Angst, daß er einen Hirntumor übersehen könnte. Die Elektroenzephalographie und Echoenzephalographie waren diesbezüglich oft nur unzuverlässige diagnostische Hilfsmittel. Wollte der Neurologe wenigstens annähernde Klarheit, mußte er eingreifende Zusatzuntersuchungen einleiten, wie die Angiographie und vor allem auch die sehr belastende Luftenzephalographie. Bevor er nun einem Patienten solche Untersuchungen zumutete, hatte er natürlich besonders sorgfältig Anamnese und den klinischen Befund mit der früher sprichwörtlichen neurologischen Akribie erhoben.

Heute neigen viele dazu, beim geringsten Zweifel schnell eine Computertomographie in die Wege zu leiten. Gegen diese Praxis wäre nicht viel einzuwenden, denn die Computertomographie ist weit aussagekräftiger als die Luftenzephalographie und im Gegensatz dazu weder gefährlich noch belastend. Die Computertomographie erhöht zwar deutlich die klinische Sicherheit des Arztes, sie vermindert bei ihm aber auch den Stimulus Angst (einen Tumor zu übersehen). Bei einem normalen Befund wiegt er sich dann häufig in einer falschen Sicherheit, was leider dann auch öfters dazu führt, daß die Gründlichkeit der unmittelbaren Krankenuntersuchung und der damit verbundenen Denkvorgänge nachläßt. Dieses Nachlassen aber wiederum stimuliert ihn dann immer wieder häufiger, die bequeme Computertomographie zu veranlassen. Dies führt zu einem Circulus vitiosus, welchen man an der zunehmenden Zahl von ohne sichere Indikation durchgeführten Computertomographien erkennen kann. Aus diesem Circulus vitiosus der *Medokratie* kann sich nicht jeder befreien, zumal auch die ärztliche Gebührenordnung unmittelbare ärztliche Leistungen gegenüber technischen Leistungen eindeutig benachteiligt.

Um sich der Gefahr der medizinischen Technik zu entziehen, bedarf es nicht nur klaren klinischen Denkens, sondern auch einer hippokratischen Grundhaltung.

Man sollte auch seinen ganzen klinischen Ehrgeiz daran setzen, sich weder von einem computertomographischen noch von einem anderen apparativen Befund überraschen zu lassen. Wurde man überrascht – dann sollte dies einen veranlassen, nach Schwachstellen seiner Untersuchungstechnik oder seines klinischen Denkens zu fahnden.

Naturwissenschaftlich nicht faßbare Wesenszüge des Menschen

Das Leib-Seele-Problem betrifft nicht nur die Philosophie und Religion, sondern auch die klinische Medizin als die Wissenschaft vom kranken Menschen. Die Einheit von Leib und Seele wurde in der platonischen und aristotelischen Philosophie wenig angezweifelt. Die klassische Psychiatrie von KRAEPELIN bis KURT SCHNEIDER steht aber ganz auf dem Boden der Philosophie DESCARTES' (1596–1650), der den Leib-Seele-Dualismus postulierte. DESCARTES unterschied beim Menschen die „res cogitans" (die denkende Substanz) und die „res extensa" (die „ausgedehnte" Substanz). Der Methodendualismus in der Psychiatrie (Somatiker, Psychiker) war erst auf diesem Boden möglich. In der hippokratischen Medizin kannte man weder eine Erkrankung des Leibes noch der Seele, sondern nur eine Erkrankung des beseelten Leibes. Die *somatisch* ausgerichtete Medizin hat ihre Wurzeln in der Descartesschen Philosophie. Sie hält das Psychische für naturwissenschaftlich durch Beobachtung und Experiment erforschbar (erklärbar). Die Anhänger der anderen Richtung (Psychiker) nehmen an, daß es primär innerseelische Störungen gibt, die zu psychischen Erkrankungen führen, welche aber nur mit verstehender Hinwendung und damit hermeneutischer Denkweise erfaßt (verstehbar) werden können. Einer der philosophischen Wegbereiter dieser Richtung war DILTHEY (1833–1911). Er betrachtete die Psychologie von einer rein beschreibend-verstehenden Warte und steht damit in Widerspruch zu der ausschließlich naturwissenschaftlich vorgehenden Psychologie und Psychiatrie. Auf dem Boden dieser Anschauung entwickelten sich neben der Psychoanalyse noch eine Reihe verschiedener Denk- und Forschungsrichtungen, die aber selbst wieder untereinander in Widerspruch stehen. HEIMANN (1979) beklagt, daß in diesem entstandenen Methodenpluralismus eine „Radikalisierung einzelner Standpunkte mit dem dogmatischen Anspruch auf Ausschließlichkeit" eingetreten sei.

Diese Radikalisierung zeigt aber auch, daß auf dem Weg zu diesen „Standpunkten" wohl an verschiedenen Stellen autistisches Denken am Werke gewesen sein muß. Das Ziel weiterer Forschung wird es sein, diese autistischen Schwachstellen aufzuspüren.

Der Arzt hat es bei seinen Patienten fast regelmäßig mit gefühlsbetonten Phänomenen wie Leid, Schmerz, Depressivität, Angst, Resignation u. a. zu tun. Er muß auch pathogene Konfliktsituationen und psychosoziale Probleme verstehen. Dabei hilft ihm die naturwissenschaftliche Betrachtungsweise wenig. Aber dort, wo die „naturwissenschaftliche Ratlosigkeit vor dem Psychischen" (JASPERS) beginnt, wo der Arzt vom kausalanalytischen zum hermeneutischen, d. h. zum verstehend-einfühlenden Denken übergehen muß, wo er sich selbst als „therapeutisches Agens" (109) einsetzt, dort bestehen die größten Gefahren für disziplinierte Gedankenabläufe. In dieser von wenig Regeln beherrschten und von fließenden Grenzen umsäumten geistigen Landschaft ist der Zügellosigkeit des Denkens leider oft genug Tür und Tor geöffnet. Es gibt auch heute noch psychotherapeutische Ärzte, welche oft mit ideenflüchtiger Denkrasanz bei jedem Krankheitsbild unbekümmert darauf losinterpretieren. Vielleicht hätte GOETHE folgenden Spottvers aus seinen Xenien auf sie gemünzt:

„Im Auslegen seid frisch und munter,
legt ihrs nicht aus, so legt was unter."

Persönliche Beziehung zum Kranken

Jeder Arzt entwickelt seinem Patienten gegenüber eine ganze Palette von Gefühlen. Diese reicht von der wärmsten Anteilnahme über routinierte Gleichgültigkeit bis zur krassen Abneigung. Bei der Begegnung mit Schwerkranken und Sterbenden entstehen in ihm auch häufig Ängste, wohl bedingt durch die eigene, unbewältigte Sterblichkeitsproblematik oder durch das quälende Eingestehenmüssen der eigenen medizinischen Hilflosigkeit. Wohl jeder Arzt hat sich schon einmal im Umgang mit solchen Kranken bei gewissen Vermeidungsstrategien ertappen müssen, die nichts anderes als der Ausdruck solcher Ängste sind.

Auch der Patient, der mit hartnäckigen Beschwerden und lauter o. B.-Befunden hartnäckig rezidivierend die Sprechstunde aufsucht, erzeugt im Arzt meist ein Gefühl des Unwillens, nicht immer gepaart mit dem nagenden Zweifel, ob nicht doch etwas versäumt wurde.

Wenn man sich solcher Gefühle nicht bewußt wird, kann dadurch die Schärfe des klinischen Denkens beeinflußt werden. Aus unbewußter

Angst wird dann zuviel oder zuwenig Diagnostik getrieben. Den Patienten, den man ablehnt, befragt man weniger, schickt ihn schneller fort oder überweist ihn unnötig an andere Kollegen. Bei dem Patienten, zu dem man eine besonders gute Beziehung hat, neigt man zur Überversorgung und versäumt dann schließlich doch etwas. Nicht selten haben Ärzte bei der Behandlung ihrer Angehörigen Fehler gemacht, die ihnen sonst nicht unterlaufen würden. Auch bei der Behandlung von Kollegen entsteht oft eine unbestimmte Unsicherheit, die sich nachteilig auswirken kann.

Es ist schwer und meist erst nach längerer ärztlicher Tätigkeit möglich, diejenige affektive Distanz zum Patienten zu finden, welche ein unabhängiges, kühles Denken erlaubt, aber dennoch Anteilnahme und Verständnis nicht verhindert.

Unreflektierte Intuition

Unter Intuition versteht man eine plötzlich aufsteigende Erkenntnis, bei der einem die einzelnen dazu führenden Gedankenabläufe nicht bewußt werden. Meist ist eine intuitive Erkenntnis mit einem gewissen Evidenzerlebnis verbunden. Zu solchen plötzlichen Eingebungen kommt es oft dann, wenn die Konzentration nicht direkt auf die betreffende Denkziel gerichtet ist. Meist handelt es sich um Denkergebnisse, die dem bewußten Denken verschlossen sind oder noch verschlossen waren, weil bestimmte Glieder für eine übliche logische Schlußfolgerung fehlten. Solche Lücken werden dann durch „intuitives Schauen" übersprungen.

Nach DE BONO (1975) könnte es sein, daß die im Gedächtnis gespeicherten und auf bestimmte Weise miteinander verknüpften Informationen aus unbekannten Gründen in andere Zusammenhänge gebracht werden, was dann wieder eine ganz andere „Schau" ermöglicht.

Beim Arzt kommt noch hinzu, daß er von seinen Patienten eine Reihe nonverbaler Signale empfängt, die er auch teilweise unbewußt aufnimmt und unbewußt zu vorläufig nicht rational begründbaren Erkenntnissen verarbeitet. So haben wir das „Gefühl", daß ein Patient stimmungsmäßig gedrückt ist, daß er innerlich gespannt ist u. ä. Dieses Gefühl ist außerordentlich schwierig im Krankenblatt zu begründen oder einem Studenten nachvollziehbar zu machen.

Weiter dürfte beim intuitiven Erkennen eine Rolle spielen, daß gespeicherte, aber nicht bewußt abrufbare (vergessene) „Eindrücke" durch ähnliche, frische Eindrücke zum Teil wieder wachgerufen werden.

All diese Mechanismen spielen eine Rolle beim „klinischen Blick", ohne den ein Arzt gar nicht auskommen kann.

Erfahrene Psychiater kennen z. B. das „Praecoxgefühl", wenn sie es mit einem schizophrenen Patienten zu tun haben, bei dem rein psychopathologisch (rational) gar nicht klar ist, ob eine Schizophrenie (Dementia praecox) vorliegt oder nicht.

Manche Internisten erkennen eine Hyperthyreose allein aus dem psychischen Bild, auch wenn die typischen Veränderungen im Gesicht (Exophthalmus, Glanzauge, Lidretraktion) nicht vorhanden sind.

Jede intuitive Erkenntnis kann falsch sein; Evidenzerlebnisse können trügen. Deshalb gilt, daß alles intuitiv Erkannte analysiert und begründet werden muß (S. 4). Man sollte aber immer versuchen, mehr Argumente dagegen als dafür zu finden. Es besteht sonst die Gefahr, bestimmte Befunde dann überzubewerten, wenn sie zur eigenen Meinung passen.

Jede nicht kritisch überdachte, intuitive Erkenntnis ist eine Irrtumsquelle. Weiter gilt:

„. . . diese (die Intuition) trauen sich mehr Menschen zu, als sie in Wirklichkeit haben. Es ist auch bequem, die Kranken nicht mehr eingehend zu untersuchen, sondern sie mit kühnen Blicken apriorisch zu beurteilen. Dies halte ich für das Allerschlimmste" (*Krehl* 1925).

13 Der Stil im Arztbrief

Unter Stil verstehen wir so in Form gebrachte Gedanken, Gefühle und Empfindungen, daß sie anderen Menschen mitgeteilt werden können. Der Begriff Stil wird hauptsächlich auf die Sprache bezogen, gilt aber auch für alle anderen Ausdrucksformen (Musik, bildende Künste u. a.). Ein guter Schreibstil wird nicht nur geprägt durch eine klare Form, sondern auch durch den gedanklichen Inhalt. Findet man – wie so häufig – wohlklingende und hochtrabende Worte, die nur eine dürftige Aussage verbergen, dann spricht man von Phrasen.

Hat man klare Gedanken, fällt es einem in der Regel auch leicht, diese in eine klare Form zu bringen. CATO (234–149 v. Chr.) sagte: „Begreife die Sache, und die Worte werden folgen." (Rem tene, verba sequentur.) Ähnlich drückt sich SCHOPENHAUER aus (zit. nach 26):

> „Wenn in einem Kopfe ein richtiger Gedanke aufsteigt, strebt er schon nach Deutlichkeit und wird sie bald erreichen: Das deutlich Gedachte aber findet leicht seinen angemessenen Ausdruck. Was ein Mensch zu denken vermag, läßt sich auch allemal in klaren, faßlichen und unzweideutigen Worten ausdrücken! Die, welche schwierige, dunkle, verflochtene und zweideutige Reden zusammensetzen, wissen ganz gewiß nicht recht, was sie sagen wollen, sondern haben nur ein dumpfes, nach einem Gedanken erst ringendes Bewußtsein davon. Oft aber auch wollen sie sich selber und anderen verbergen, daß sie eigentlich nichts zu sagen haben."

Umgekehrt wird der, welcher sich um einen klaren Stil bemüht, auch eine größere Gedankenklarheit erreichen. Zwischen Syntax und Logik bestehen sehr enge Zusammenhänge.

„Sprach- und Denkdisziplin müssen heute mehr denn je geübt werden, sonst wird der Arzt in der Fülle des Lernwissens ersticken" (JANZEN 1970).

Der Stil wird stark von der Persönlichkeit geprägt, aber auch von Modeströmungen, Gesellschaft und Sachzwängen. In der Stilpsychologie ist die Ansicht vertreten, der Stil sei gewissermaßen ein Fingerabdruck des Individuums (106). Der bekannte Ausspruch des Grafen BUFFON 1753: „Le style c'est l'homme même" (26) – (Der Stil ist der Mensch selbst.) – dürfte aber sicher übertrieben sein.

Wie soll nun der Stil im Arztbrief aussehen?

Ein künstlerischer Stil ist zweifellos Begabungssache und nur teilweise zu erlernen. Lernbar aber ist, das, was man schreibt, knapp, scharf und damit gehaltvoll zu gestalten. Das ständige Bemühen um einen solchen (guten) Stil ist gleichzeitig auch ein ständiges Bemühen um den Inhalt.

In Arztbriefen werden zwar selten großartige Gedanken übermittelt, aber es handelt sich doch immer um Informationen und Gedanken über einen Patienten und darüber, wie man ihm helfen kann. Es bestehen zwar gewisse Ähnlichkeiten mit einem technisch-wissenschaftlichen Bericht; daß es aber im Arztbrief um die ganz persönlichen, oft auch schicksalsschweren Belange eines Menschen geht, unterscheidet ihn grundsätzlich davon.

Man kann in einem Arztbrief deshalb nur die Hochsprache verwenden. Ein Plauderton oder gar die einfache Umgangssprache mit ihren Modewörtern und oft auch burschikos-schnoddrigen Wendungen verletzen das Stilgefühl.

Der Leser eines Arztbriefes ist in der Regel ein vielbeschäftigter, niedergelassener Arzt, der sich oft rasch informieren will. Schon daraus ergibt sich: Der Brief muß übersichtlich gestaltet sein, der Stil so klar und flüssig wie nur möglich.

Die Arztbriefe sind aber in ihrem Stil durchaus nicht immer so klar und prägnant, wie man dies erwarten könnte. So finden sich Stilsünden jeder Art, und neben grammatischen Fehlern werden die häufig sowieso nicht so scharf definierten Begriffe nicht nur nicht durch notwendige Erklärungen bedeutungssicherer gemacht, sondern auch oft sogar noch in nebelhafte Zusammenhänge gebracht. Die Sätze sind gelegentlich holprig und durch Verschachtelungen schwer lesbar. Häufig finden sich unnötige Schnörkel und phrasenhafte Wendungen.

Der Leser wird fragen, ob man bei einem Arzt nicht doch ein Auge zudrücken könne, wenn sein Stil nicht immer ganz richtig ist. Schließlich ist der Arzt den ganzen Tag mit hundert anderen Dingen beschäftigt und hat wenig Zeit, sich mit Stilstudien zu beschäftigen.

Darauf gibt es nur die Antwort: Nein!

Niemand verlangt von einem Arzt einen geschmeidigen, eleganten oder gar brillant geschliffenen Stil; niemand erwartet, daß seine Sätze für die Nachwelt geschmiedet sind.

Aber einen *richtigen Stil* muß man fordern, denn dieser gehört zu jedem gebildeten Menschen. Gedankenklarheit muß immer wieder erkämpft werden. Sie ist die Voraussetzung sowohl für begründetes ärztliches Handeln als auch für einen richtigen klaren Stil. Richtig heißt hier: grammatikalisch richtiger Satzbau, richtige Verwendung von Begriffen, Vermeiden von Unbestimmtheit. Klarer Stil heißt: Sätze ohne Verschachtelung, ohne Schnörkel, ohne Phrasen. Wer nachlässig mit der Sprache umgeht, kommt unwillkürlich in den Verdacht, auch nachlässig zu denken.

Auch wenn man sich sehr bemüht, wird man als Arzt nicht immer Stilfehler, noch weniger Stilunregelmäßigkeiten vermeiden können. Solche vereinzelten Fehler werden genauso wie gelegentlich vorkommende unreine Töne bei einem Hausmusikabend nicht übel genommen, wenn der Gesamtentwurf stimmt.

Warum findet man aber gerade in Arztbriefen besonders viele Stilfehler?

Dafür gibt es verschiedene Erklärungsmöglichkeiten. Während des Studiums wird vom Arzt nie gefordert, bestimmte Gedanken zusammenhängend zu formulieren. Wenn sein Wissen geprüft wird, geschieht das heute mit Multiple-choice-Fragen. Auch früher mußte er in einem mündlichen Examen nie mehr als einige Wörter zu wenigen bescheidenen Sätzchen zusammenbauen. Zum ersten Mal – fünf bis sechs Jahre nach dem Abitur – wird er dann wieder bei seiner Doktorarbeit dazu gezwungen, etwas zu formulieren. Viele empfinden wegen mangelnder Übung das, was sie dann verharmlosend – vielleicht auch die Wichtigkeit einer guten Formulierung verkennend – mit „zusammenschreiben" bezeichnen, als große Mühe.

Kommt der Arzt dann in die Klinik, muß er meist täglich etwas diktieren. Anfangs fällt dies besonders schwer, aber bald hat er sich an das Mikrophon gewöhnt und von den älteren Kollegen schnell die gängigen Formulierungen unreflektiert übernommen. Und ehe er sich versieht, treibt er dann im bequemen und lauen Fahrwasser stereotyper Wendungen und abgenützter Begriffe.

Hinzu kommt, daß beim Diktieren meist das wichtigste Mittel zur Stilbildung wegfällt: Das Feilen am Geschriebenen. Man kann beim maschinengeschriebenen Text stilistische Fehler kaum noch ausmerzen. Der Aufwand wäre zu groß, weil meist die Seiten noch einmal geschrieben werden müßten, was man den überlasteten Sekretärinnen nicht zumuten will. Gegenüber eigenen und fremden Stilsünden entwickelt man dann ganz langsam einen blinden Fleck im Gesichtsfeld, der allmählich größer wird und einen dann auch hindert, die eigenen Denkfehler zu erkennen.

Zunehmend neigt man dann dazu, den Klinikjargon in sein Diktat einfließen zu lassen, unnötige Fach- und Fremdwörter werden beigemischt in der Hoffnung, daß dies dem Ganzen noch einen wissenschaftlichen Anstrich gibt, und weil alles rasch gehen soll, erspart man sich noch das zeitraubende Überdenken der Beurteilung, bevor man den Brief diktiert, und bei der Unterschrift betäubt man dann die sowieso schon etwas piepsig gewordene Stimme des Stilgewissens noch damit, daß man hoffend annimmt, der Leser als vielbeschäftigter Hausarzt habe sowieso nicht genügend Zeit, um so genau zu lesen, daß ihm alle die kleinen Mängel auffallen würden – und fertig ist der Stilsalat (oder ein Satzungetüm wie dieses).

Es wäre sehr nützlich, an dieser Stelle einige Ratschläge zum guten Stil vorzulegen. Dies würde aber den Rahmen des Büchleins deutlich sprengen und würde zudem auch noch einen Fachmann für Stilfragen als Koautor erfordern. Interessierten sei deshalb die kurze „Stilfibel" von REINDERS (93) empfohlen, die dem Leser nicht nur den „sicheren Weg zum guten Deutsch" weisen, sondern ihm auch ein paar vergnügte Stunden bereiten wird.

Ich möchte aber doch auf einige Stilbesonderheiten im Arztbrief eingehen und vor allem auf besonders typische Stilfehler hinweisen. Es soll auch auf die sprachliche Fehlbildung einiger medizinischer Begriffe eingegangen werden. Solche sprachliche Fehl- und Mißbildungen hat es in der Medizin, abhängig vom jeweiligen Zeitgeist, immer gegeben. VIRCHOW (111) hat sich schon vor hundert Jahren über solche „Barbarismen" beklagt.

Gewisse Besonderheiten des Stils im Arztbrief haben wir schon besprochen. So wurde auf die Forderung hingewiesen, daß die Wiedergabe der *Anamnese* in der indirekten Rede erfolgen soll (S. 19). In den Arztbriefen wird die indirekte Rede aber nicht immer strikt durchgehalten. Es kommt häufig zu einem bunten Wechsel zwischen dem Konjunktiv der indirekten Rede und den Indikativ.

Den *Befund* schreibt man am zweckmäßigsten in Sätzen, bei denen das Prädikat fehlt. So vermeidet man Aussagen wie erscheint, erweist sich, findet sich, ist, zeigt sich, ist tastbar, ist auslösbar, erkennt man usw. Auch den Artikel kann man weglassen (S. 41f.).

So heißt es:

> (Die) Leber (ist) 6–10 cm unter dem rechten Rippenbogen (zu tasten).
> Über dem Herzen (ist) kein Geräusch (hörbar).
> (Die) Reflexe (sind) seitengleich (auslösbar).

Ein häufiger Fehler ist die überflüssige Häufung oder Zusammensetzung sinngleicher oder sinnverwandter Wörter *(Pleonasmus).* Wir haben darüber bereits schon im Zusammenhang mit der „akuten" Lumbago gesprochen (S. 72). Aber auch das „*bereits schon*" im vorhergehenden Satz war ein unzulässiger Pleonasmus. Gewöhnlich pflegt man sich den Begriff Pleonasmus am Beispiel des „weißen" Schimmels zu merken. Aber auch das „gewöhnlich pflegt" in diesem Satz war pleonastisch. Folgende pleonastisch-bombastische Sätze wurden aus drei Arztbriefen verdichtet:

> Frau Pleon hatte starke *subjektive Beschwerden* als *Hinweiszeichen* für eine *chronische PCP* (primär chronische Arthritis). Wir konnten uns diese nicht *ursächlich erklären*. Sie wurde mit einer Kortison*therapie behandelt*. Bei der *Nachkontrolle* war der *klinisch-internistische Befund* zufriedenstellend. Es *scheint vielleicht*, daß sie gesund bleiben wird.

(Beschwerden sind immer subjektiv, Zeichen weisen immer auf etwas hin, eine PCP kann nicht chronischer als chronisch sein, erklären heißt immer, eine Ursache zu finden. Mit einer Therapie kann man schlecht behandeln, eine Kontrolle ist immer nachher, ein internistischer Befund kann immer nur klinisch sein, einen nichtklinisch internistischen Befund kann niemand erheben. „Scheint" und „vielleicht" drücken ungefähr das gleiche aus und ersetzen sich gegenseitig.)

Eine gelegentlich subtile, meist aber eine sehr grobe Pleonasmusbildung entsteht durch den Begriff *Geschehen*. Überall geschieht etwas: Es gibt z. B. keine Hämolyse oder Sepsis mehr. Hämolytisches Geschehen und septisches Geschehen sind „en vogue". Alles geschieht nicht mehr einfach, es muß doppelt geschehen. Ist eine Hämolyse nicht sowieso etwas, was „geschieht"? Eine „statische" Hämolyse gibt es nicht. Noch bizarrer ist in diesem Zusammenhang der Ausdruck „Prozeßgeschehen", der immer wieder auftaucht. Wenn man etwas nicht genau diagnostiziert hat, kann man dieses „Geschehen" auch bequem verdunkeln, z. B. durch eine Wortbildung wie „Bandscheibengeschehen".

Wie viele andere Geschehensbegriffe ist auch das weit verbreitete „Krankheitsgeschehen" der Ausdruck eines vom Bazillus der Geschehenskrankheit infizierten Stilgefühls.

Im Arztbrief pflegt man den gehobeneren Stil, d. h. man benützt die Hochsprache. Je gewöhnlicher der Stil, desto mehr findet man darin Elemente der typischen *Umgangssprache* mit Modewörtern und *burschikosen* Ausdrucksweisen. Es berührt etwas unangenehm, wenn im Arztbrief steht, daß eine Therapie nicht „hinhaute", daß ein Patient „rund um die Uhr" (12 Stunden? 24 Stunden?) überwacht und das „check up" ständig wiederholt wurde und daß dann trotz „echt" intensiver Aufklärung der Vorschlag, das Zigarettenrauchen aufzugeben, „nicht ankam".

Bei der Anamnese einer 18jährigen Abiturientin, die eine kontusionelle Hirnschädigung erlitten hat, kann man durchaus schreiben:

Die Patientin gab an, daß sie auf alle Fälle das „Abi" schaffen würde und dann auf die „Uni" gehen wolle, um ihrem „Alten" auf der „Pelle zu hocken".

Durch diese Redewendungen wird die ganze Unreife und auch die angedeutet hirnorganisch bedingte Enthemmung eines 18jährigen Mädchens zum Ausdruck gebracht. In der Beurteilung kann man natürlich nicht von „Abi" und „Uni" sprechen.

Weitere abgegriffene Modewörter, die man meiden kann sind: abnehmen (glauben), ansonsten, genau, voll inhaltlich, im nachhinein (nachträglich), beinhalten, hinterfragen, schalten (verstehen), im großen und ganzen usw. Die Wendung „voll und ganz" ist zusätzlich noch ein Pleonasmus, der voll und ganz verschwinden sollte.

Der „*Gesichtspunkt*" ist ein Punkt, dem man „echt zuviel" Bedeutung gegeben hat. Da kann der Punkt groß und allgemein sein (großer Gesichtspunkt, allgemeiner Gesichtspunkt); der Gesichtspunkt kann auch zum Standpunkt werden (. . . von meinem Gesichtspunkt aus, . . . vom medizinischen Gesichtspunkt). Gesichtspunkt bedeutet auch Umstand, Tatsache (es ist ein Gesichtspunkt, daß . . .), Grund, Ansicht. Was aber bisher noch niemand beachtet hat: Sommersprossen sind auch Gesichtspunkte.

Etwas umständlich und dem Kanzleistil entlehnt wirkt es, wenn im Arztbrief Wendungen wie „das Vorliegen" oder „im Bereich von" benützt werden. Es handelt sich um Schnörkel, die fast immer weggelassen werden können: „Am Vorliegen eines Ulcus duodeni besteht kein Zweifel." Besser heißt es: „An einem Ulcus duodeni bestehen keine Zweifel." Gespreizt wirkt auch ein Satz wie: „Der Patient klagt über Schmerzen im Bereich des Gesichtes." Besser heißt es: „Der Patient klagt über Schmerzen im Gesicht."

Die Wendung „im Bereich von" ist nicht nur entbehrlich, sondern verleitet noch zu unklaren Lokalisationsangaben. Schmerzen im Bereich des Gesichtes gibt es kaum; sie werden entweder in der Jochbeinregion, in der Unterkieferregion, rechts oder links an der Stirn usw. angegeben.

An die Backfischsprache erinnert der übermäßige Gebrauch von *Superlativen*. Jeder Superlativ reizt zum Widerspruch, hat Bismarck gesagt. Das ist wohl deshalb so, weil selten ein Superlativ gerechtfertigt ist. Den Stilbewußten reizen aber die Superlative auch dann, wenn sie nicht richtig gebildet werden: „Trotz optimalster Diagnostik (kann etwas optimaler als optimal sein?) und verschiedenster therapeutischer Versuche (was sind verschiedenere therapeutische Versuche?) wurde dem Patienten nicht geholfen." Hätte sich bei dem Patienten der „größtmöglichste" Therapieerfolg eingestellt, wäre es auch nicht richtig gewesen, weil es „größtmögliche" hätte heißen müssen. Therapeutische Maßnahmen sind auch nicht weitreichendst: Wenn schon nicht umfassend, dann sind sie wenigstens „weitestreichend".

Nicht selten werden Hauptwörter, besonders zusammengesetzte, mit dem *falschen Adjektiv* versehen. Da gibt es reizlose Narbenverhältnisse, statt reizlose Narben. (Gewisse Verhältnisse können zwar ganz reizvoll sein, nicht aber Narbenverhältnisse.) Von einem chronischen Patienten redet niemand, aber „chronische Schmerzpatienten" statt Patienten mit chronischen Schmerzen findet man häufig im medizinischen Schrifttum. Beim „peripheren Blutausstrich" meint man den Ausstrich des peripheren Blutes. Besonders in Gutachten wird oft eine „sitzende Tätigkeit" empfohlen, welche wohl niemand verrichten kann. Man muß schon – wenn auch stilistisch umständlicher – von einer „Tätigkeit im Sitzen" sprechen.

Gelegentlich kann man auch im Arztbrief etwas brüskiert werden, wenn es z. B. heißt:

> „Bezüglich der weiteren Einzelheiten müssen wir Sie auf den beiliegenden OP-Bericht *verweisen*."

Mit was haben wir bloß einen solchen Verweis verdient?, könnte man den Verfasser fragen, der es sicherlich nicht so gemeint hat. Auch die Formulierung:

> „Die weiteren Einzelheiten entnehmen Sie bitte dem OP-Bericht."

ist sicherlich nicht als ein verklausulierter Befehl zu deuten, obwohl der Befehlston stilistisch deutlich anklingt (. . . gehen Sie bitte, . . . holen Sie bitte). Besser wäre es gewesen zu schreiben: „Die weiteren Einzelheiten können Sie dem beiliegenden OP-Bericht entnehmen."

Wenn der KRITISCHE LESER im Arztbrief eine Formulierung vorfindet wie:

> „Im EKG kein verwertbarer pathologischer Befund."

läßt dies in ihm einige zweifelnde Fragen aufkommen. Gibt es in diesem EKG vielleicht „nicht verwertbare" pathologische Befunde, die der Verfasser nur als solche deutete und die ich vielleicht doch verwertet hätte? Oder hat sich der Briefautor nur eine Stilschludrigkeit zuschulden kommen lassen? Wollte er nur schlicht ausdrücken: „Im EKG kein pathologischer Befund?"

Über ein gleichartiges Problem kann man den Leser grübeln lassen, wenn man schreibt:

> „Über dem Herzen kein pathologisches Geräusch."

Hat der Untersucher vielleicht doch ein Geräusch gehört und es nicht richtig werten können? Bestand vielleicht ein akzidentelles Geräusch?

Wer seiner Sache sicher ist, kann sich festlegen. Alle Wendungen, wie „kein sicherer pathologischer Befund", „kein verwertbarer pathologischer Befund" oder gar „vermutlich normaler Befund", sind meist keine Nachlässigkeiten, sondern dienen nur der Verschleierung eigener Unsicherheit und sollen wohl unbewußt gewisse Rückzugsmöglichkeiten offen halten.

Im medizinischen Sprachgebrauch haben die *Größenvergleiche* oft etwas Komisches an sich. Manch ein Stilist hätte seine wahre Freude an der Vielzahl der gebräuchlichen Möglichkeiten, die meist aus dem Vokabular der Pathologen entlehnt worden sind. Da gibt es mohnkorn-, hirsekorn-, sagokorn-, erbskorn-, sauerkirschkern-, kirschkern- und pflaumenkerngroße Knötchen und Knoten. Manche Gebilde sind taubenei-, kleinhühnerei-, hühnerei-, entenei-, gänseei-, emuei-, auch kleinapfel-, kleinkinderfaust-, mannsfaust-, kindskopf- und mannskopfgroß. Wen wundert es, wenn da ein frisch gebackener, aber von solcher

Begriffsvielfalt noch verwirrter Mediziner in einem seiner ersten Arztbriefe von einem „kleinhühnerfaustgroßen" Atherom berichtet. Wer
freut sich nicht über einen „wellensittichschwungfederkieldicken"
Thrombus, den ein Chirurg aus einer Vene entfernt hat? Nur – wer weiß
wie groß ein Emuei ist? Wer hat sich schon so genau einen Wellensit-
tichschwungfederkiel angeschaut?

Der possenhafteste Größenvergleich aber – unausrottbar und auch von
den größten Größen der Medizin gerne verwendet – ist der „Querfin-
ger", fach- und sachgemäß abgekürzt mit „Qfr.". Diese Maßeinheit ist
in keinem Lexikon zu finden, bedeutet aber „Fingerbreite". Man
bezieht sich wohl unwillkürlich auf die mittlere Breite eines mitteleuro-
päischen Mittelfingers. Niemand weiß etwas näheres darüber, aber
dennoch findet man in fast allen Befunden die „Maßeinheit" Qfr.

Wer diesem Qfr. einen zweifelhaften Wert zumißt, kann ganz leicht
darauf verzichten. Man merke sich den Abstand seiner Beugefalten von
Zeigefingermittel- und -endgelenk oder vom Zeigefingergrund- und
-endgelenk. Man trägt dann ständig einen Maßstab mit sich, der es
erlaubt, statt der Angabe in Qfr. das allgemein übliche Zentimetermaß
zu benützen.

Manche in der Medizin gebrauchte Begriffe sind falsch und müssen
vermieden werden. Eine Liquorpunktion gibt es nicht; es muß *Lumbal-*
punktion heißen. Niemand würde von einer Blutpunktion statt von
einer Venenpunktion sprechen. Ein Wirbel kann nicht keilförmig
dekonfiguriert, sondern nur keilförmig *deformiert* sein. Lymphdrüsen
werden immer noch getastet und operativ entfernt, obwohl der Begriff
Lymphknoten schon längst eingeführt ist.

Wenn jemand schreibt, daß das Herz o. B. sei, so bedeutet das o. B. =
ohne Befund; dies stimmt aber durchaus nicht. Bei einer gründlichen
Untersuchung kann man auch am gesunden Herz eine Menge von
normalen Befunden erheben. Deshalb ist es eigentlich falsch zu schreiben: Herz o. B. Die wahre Bedeutung des o. B. ist auch nicht „ohne
Befund", sondern „ohne *pathologischen* Befund". Somit ist die Abkürzung o. B. falsch und müßte eigentlich „o. p. B." lauten.

Den deutschen Arzt aber deshalb das traditionsschwere o. B. umändern
lassen oder es ihm gar nehmen zu wollen, wäre sicher schwieriger, als
den Amerikanern das O. K. abzugewöhnen. Man kann sich aber
dennoch ein reines Stilgewissen bewahren: Man behaupte einfach von
jetzt an, daß o. B. nichts anderes bedeute als „ohne *Besonderheiten*".

Es ist eine der häufigsten Stilsünden in der Medizin, daß in Arztbriefe
und in die medizinische Literatur immer wieder der *Klinikjargon* einfließt. Wie in einem Finanzgeschäft „steigt" man da „mit Kortison ein",
natürlich nicht ohne (streng militärisch) mit einem Antibiotikum „abzu-
decken". Wenn alles „nichts bringt", „schleicht" man (ganz heimlich

versteht sich) mit dem Kortison wieder aus, und der Patient wird dann trotz Bettruhe eben auf „Diät gesetzt".

Vermutlich eine dem Fachjargon zugehörige Wendung, welche die bestmögliche (nicht „bestmöglichste") Therapie bezeichnen will, ist die „Therapie der Wahl". Wahrscheinlich bedeutet dies Therapie der ersten Wahl. Im Duden ist jedenfalls nichts darüber zu finden.

Wir geben viele Medikamente „peroral", wobei oral genügen würde. Wir geben die Medikamente meist täglich, aber „per die" klingt medizinischer. Wir sagen wohl auch manchmal etwas euphemistisch, daß ein Patient „moribund" oder „in extremis" sei, weil wir nicht so gerne vom Sterben sprechen. Vielleicht sind solche Wendungen am Krankenbett manchmal nötig, oft bringen sie uns aber auch in gefährliche Nähe zum Rotwelsch oder Argot; im Arztbrief wirken sie gestelzt.

Manchmal sprechen wir ganz gerne vom „Cor", das etwas erweitert ist, können dann aber zum Glück noch betonen, daß wenigstens *die* „Pulmo" in Ordnung sei. Hätten wir aber ganz schlicht nur die „Lunge" gesagt, dann hätte der KRITISCHE LESER nicht denken müssen, daß wir wieder einmal mit unseren schon etwas verblaßten Lateinkenntnissen kokettiert haben. Pulmo, -onis ist männlich.

Nicht ganz so selten findet man in Arztbriefen Sätze wie „Die ‚Leberflöte' war unauffällig." Damit ist eine programmartige Zusammenstellung von Laboruntersuchungen gemeint, durch die man glaubt, Leberkrankheiten im „screening" erfassen zu können. Entsprechendes gilt auch für die „Herzinfarktflöte" oder die „Viruslatte". Leider ist das Flötenspiel der medizinischen Instrumentalsolisten nicht besonders virtuos, weil gerade bei der „Leberflöte" alle Löcher gleichzeitig angeblasen werden.

Viele Ärzte fertigen heute keine Röntgenaufnahmen mehr an, sie „röntgen". FRANKE (1967) hat angeregt, einmal darüber nachzudenken, in welch schlimmer Lage wir wären, wenn der Entdecker der Röntgenstrahlen SIEBENMÜLLER geheißen hätte. Ich sehe das aber gar nicht so ernst: Wir würden alle begeistert „siebenmüllern".

In der Klinik werden unsere Patienten häufig nicht mehr einfach untersucht, sondern *durch*untersucht. Mit dieser medizinischen Wortneuschöpfung soll wohl ausgedrückt werden, daß man nicht nur gewöhnlich untersucht, sondern jede nur erdenkliche Untersuchung durchführt, ja, daß man den Patienten gewissermaßen durch und durch durchuntersucht.

Die *Abklärung* macht in der letzten Zeit der Durchuntersuchung schwere Konkurrenz. Wünscht der Patient bescheiden eine Untersuchung, so wird er dennoch „abgeklärt". Er kommt dann in die Klinik zur „Abklärung" seiner Herzinsuffizienz oder seiner Kopfschmerzen. Leider geht trotz „Durchuntersuchung" die „Abklärung" nicht immer voran. Hat man aber die Wurzel des Übels erfaßt, so wurde die diagnostische Frage nicht geklärt, das Übel nicht aufgedeckt, nein – es ist abgeklärt worden.

Ich will aber gegen den Begriff „Abklärung" nicht zu viele böse Worte machen. Der Begriff „abklären" ist keine so pleonastisch-superlativistisch angehauchte Wortneuschöpfung wie „Durchuntersuchung". Das „abklären" haben wir aus der Schweiz übernommen. Der Ausdruck ist dort alteingesessen und die Eidgenossen benützen ihn genauso häufig wie wir. Wer also nicht mehr *klären* und *untersuchen* will, soll lieber „abklären" als „durchuntersuchen". Auf keinen Fall aber kann ein Patient abgeklärt werden (allenfalls abgeklärt sein). Abgeklärt werden kann nur ein Krankheitsbild (abklären im Schweizerischen: etwas klären, Klarheit verschaffen). Im Deutschen hat „abgeklärt" etwas mit gereift zu tun.

Der Begriff „imponieren" wird in Befunden, Krankenblättern und Arztbriefen häufig falsch verwendet. Er bekommt hier die völlig unzutreffende Bedeutung von erkennen oder feststellen.

> In früheren Jahren imponierten mir immer kenntnisreiche und erfahrene Kollegen. Manche von ihnen benützten häufig den Begriff „imponieren". So „imponierte" ihnen eine Aufhellung in der Röntgenaufnahme des Schädels, es „imponierte" ihnen eine rötliche Schwellung am Knöchelgelenk oder ein Exanthem an der Hand. Ich stellte deshalb auch nichts mehr fest, sondern mir „imponierte" ebenfalls alles.
>
> Die wahre Bedeutung des Wortes imponieren als *jemandem Achtung einflößen* hat mir erst ein auf klaren Ausdruck bedachter Oberarzt ins Bewußtsein gerufen. Im Krankenblatt fand er einen Befund von mir (stark meteoristisch aufgetriebener Leib, als Aszites fehlgedeutet), der wieder nicht festgestellt wurde, sondern mir „imponierte". Dahinter machte er folgende Bemerkung: „Kein Aszites. Mehr Selbstbewußtsein! Ein Flatus incarceratus sollte Ihnen nicht mehr imponieren!"

Wenn der Klinik- und Fachjargon in den Arztbriefen uns manchmal komisch, häufiger aber unangenehm berührt, wenn er uns manchmal auch ans Rotwelsch erinnert, man kann zur Not noch damit zurechtkommen. Eine richtige Plage aber ist die Verwendung von *Abkürzungen*, die selten gebraucht werden und nicht allgemein bekannt sind. Sicher weiß jedermann, was unter einer BKS (BSG), unter SGOT, SGPT oder Gamma-GT zu verstehen ist. Nicht jeder kann aber etwas damit anfangen, wenn womöglich noch in der Diagnose steht „WPW-Syndrom", „schwere AVK der Beine", „Ischiadikusparese nach TEP" oder „PRIND rechte Hemisphäre". Der Gebrauch ungewöhnlicher Abkürzungen, welche nicht gleich erklärt werden, ist eine unverzeihliche Unachtsamkeit dem Leser gegenüber. Im Zweifelsfalle lieber eine Abkürzung zuviel als eine zu wenig erklären.

Eine allgemeine stilistische Frage ist, wie weit man Fremdwörter gebrauchen soll. Beim Arztbrief muß diese Frage auch auf ungewöhnliche und etwas abseits liegende *Fachwörter* ausgedehnt werden. Das Fremdwort ist schon lange ein strittiges Thema unter deutschen Sprachforschern, Stilisten und Sprachpflegern. Wir Deutschen sind mit dem Gebrauch des Fremdwortes um einiges großzügiger (nachlässiger?) als die Franzosen, die schon immer mehr auf die Reinheit ihrer Sprache geachtet haben. In Frankreich gibt es sogar seit 1975 ein Gesetz über den „Gebrauch der französischen Sprache" (19, 85).

Auf die Fremdwortdiskussion wollen wir uns hier aber nicht einlassen. Die meisten Leser werden anerkennen: Ein Fremdwort, das zwanglos ins Deutsche übertragen werden kann, ist entbehrlich.

Fremdwörter oder Fachausdrücke, besonders wenn man sie sehr selten gebraucht, werden oft benützt, um banale oder einem selbst unklare Gedanken mit dem Flitterkleid der Wissenschaftlichkeit zu umhüllen. Mittelklassige Musikkritiken, aber auch philosophische Äußerungen, die oft mit vielen Worten wenig aussagen, sind gute Beispiele für den Stilschwindel. So lautete der Ausspruch eines bekannten Naturwissenschaftlers (zit. nach 94):

> „Diese Weltpotenz besitzt an sich die plastische Expansionsfähigkeit einer endlosen evolutionistischen Diversifikation im Detail ihrer Erscheinung."

Sticht man diese stilistische Seifenblase mit spitzer Feder an, indem man einfach übersetzt, bleibt nur das banale Gedankentröpfchen übrig: Die Mannigfaltigkeit der Naturerscheinungen ist grenzenlos.

FRIEDRICH HEBBEL meinte, es gebe nicht zwei Dinge zwischen Himmel und Erde, die man nicht auch einer Waschfrau klarmachen könne. Wenn dies auch überspitzt ist, wie viel leichter müßte es aber sein, wenigstens einem Kollegen, der auf einem anderen Fachgebiet tätig ist, in einem Arztbrief bestimmte Zusammenhänge ohne überzogene Fachausdrücke und Fremdwörter klarzumachen. In den Arztbriefen werden aber häufig sehr fachspezifische Spracheigentümlichkeiten so unkritisch verwendet, daß das Ganze entweder unverständlich wird oder aber Mißverständnisse geradezu herausfordert. Jedes Fachgebiet kann stolz auf eine Reihe von spezifischen Wendungen und mit wohlklingenden Namen belegte Syndrome blicken. Weiß aber der Internist oder der Allgemeinpraktiker, was ein *„Siebenmann-"* oder *„Foville-Syndrom"* ist? Weiß er etwas mit einem „purifizierten Lust-Ich" oder einer „alloplastischen Verhaltensweise" anzufangen?

Eine kurze Beschreibung in allgemeinverständlichen Worten (nicht unbedingt auf Waschfrauenniveau) würde für das Verständnis meist genügen. Manche Briefe von Psychoanalytikern sind selbst für einen Psychiater unverständlich oder umgekehrt. In solchen Fällen kann man meist davon ausgehen, daß der Briefschreiber selbst nicht alles verstand und seine eigenen Schwierigkeiten unbewußt hinter einer Schanze von aufgetürmten Begriffen verbarg.

Das Problem der dunklen Sprachäußerungen ist nicht neu. QUINTILANUS (35–96 n. Chr.), der große römische Stilist und Rhetoriker, hat schon darauf aufmerksam gemacht. GOETHE weist mit folgenden Worten auf die Gefahren hin, welche die Sprache in dieser Hinsicht birgt:

> „. . . man kann sie (die Sprache) ebensogut zu einer spitzfindig-verwirrenden Dialektik wie zu einer verworrenen-verdüsternden Mystik verwenden, man mißbraucht sie bequem zu hohlen und nichtigen prosaischen und poetischen Phrasen . . .“ (Maximen und Reflexionen).

Wer aber immer strebend sich bemüht, ein KRITISCHER LESER zu werden, wird auch durch eine noch so explizit choisierte Exprimation mit exorbitanter Kumulation von Termini technici zu einem Chimborazo von Imponderabilien und Inkomprehensibilitäten nicht mehr so impressionabel sein, weil ihm die Inhärenz von Quisquilien sofort evident wird.

14 10 Feststellungen zum Arztbrief (Zusammenfassung)

1. Ein Arztbrief ist nicht nur ein schlichter Bericht, der Informationen übermittelt, sondern ein *Brief,* in dem man auf den Empfänger und dessen Fragen eingeht.

2. Der Arztbrief muß vorwiegend nach naturwissenschaftlichen Gesichtspunkten abgefaßt werden. Dazu bedarf es eines bestimmten Aufbaues. Alle Daten (Anamnese und Befund) müssen so aufgeführt werden, daß die Schlußfolgerungen bezüglich Diagnose und eingeschlagener Therapie vom Leser nachvollzogen oder verworfen werden können.

   Dazu muß bei der Darstellung von Anamnese und Befund – soweit es die Gegebenheiten irgend zulassen – das Subjektive des Arztes eliminiert werden. Jeder vermeidbare Subjektivismus ist hier ein Denkfehler. Anamnese und Befund müssen streng getrennt werden.

3. Der Arztbrief hat u. a. die Funktion einer Epikrise. Somit werden Anamnese und Befund nur epikritisch dargestellt. Alles Überflüssige muß vermieden werden.

4. Da es sich in einem Arztbrief immer um einen kranken Menschen handelt, kann bei der Abfassung nicht nur nach naturwissenschaftlichen Richtlinien vorgegangen werden. Man muß alles daransetzen, auch der Person des Kranken gerecht zu werden. Am besten eignen sich dazu die biographische Anamnese und der psychische Befund.

5. Die Diagnose im Arztbrief ist die kürzeste Benennung eines Krankheitsbildes. Sie muß aber (implizit oder explizit) Aussagen zu Ursache, Lokalisation, Art, Ausmaß und Dynamik einer Funktionsstörung machen. Auch der Grad der Gültigkeit muß zum Ausdruck gebracht werden.

6. In der Beurteilung werden die schon unter epikritischen Gesichtspunkten aufgeführten Daten zueinander in Beziehung gesetzt. Nur hier wird gewertet. Diagnose- und Therapiemaßnahmen werden begründet. Hier ist auch die Stelle, wo neben exakten Schlußfolgerungen auch vage Vermutungen und Eindrücke vorgebracht werden können.

7. Im Arztbrief sollen Therapievorschläge gemacht werden. Es sollen aber auch Vorstellungen über die Dauer der Arbeitsfähigkeit oder

Rehabilitationsmöglichkeiten geäußert werden. Auch zur Prognose sollte man sich, wenn irgend möglich, äußern. Es muß auch klar festgehalten werden, was man mit einem Patienten bezüglich seines Krankheitsbildes und der evtl. Konsequenzen besprochen hat.

8. Der Arztbrief soll sobald als irgend möglich nach Abschluß einer Untersuchung oder Behandlung abgeschickt werden, weil erfahrungsgemäß die Patienten schon sehr kurze Zeit danach ihren Arzt aufsuchen. Die Übermittlungsdauer darf 3 Tage nicht überschreiten.

9. Der Stil im Arztbrief unterliegt ganz den allgemeingültigen Stilprinzipien. Der Stil soll jedoch knapp und bestimmt sein. Wer sich um einen klaren Stil bemüht, wird auch eine größere Gedankenklarheit erreichen.

10. Der Arztbrief soll nicht als mehr oder weniger unliebsame Schreibtischarbeit angesehen werden. Man soll sich immer darüber im klaren sein, daß das Abfassen eines Arztbriefes zur Hohen Schule des klinischen Denkens gehört.

Literatur

1 Bamm, P.: Diagnose der Diagnose aus: Ex ovo. Deutsche Verlagsanstalt, Stuttgart 1956

2 Bennhold, H.: Die Anamnese. Dtsch. med. Wschr. 85 (1441–1444) 1960

3 Berger, M., P. Berchthold: Das sogenannte Idealgewicht Dtsch. med. Wschr. 103 (1495–1496) 1978

4 Berghoff, E.: Entwicklungsgeschichte des Krankheitsbegriffes. Maudrich, Wien 1947

5 Bleuler, M.: Psychiatrische Krankengeschichte. Spiegel, Bremsklotz u. Bahnbrecher des Fortschritts. Wien. Z. Nervenheilk. 25 (175–130) 1967

6 Bleuler, E.: Das autistisch undisziplinierte Denken in der Medizin und seine Überwindung. Springer, Berlin 1976 (1. Aufl. 1919)

7 Bock, H. E.: Über den Hiatus scientificus, ein Berufsleiden des Prakt. Arztes. Dtsch. med. Wschr. 89 (817–822) 1954

8 Braun, R. N.: Lehrbuch der ärztl. Allgemeinpraxis. Urban & Schwarzenberg, München 1970

9 Braun, R. N., O. Rainer: Wie nötig sind Informationen des überweisenden Arztes? Med. Welt 23 (350–351) 1972

10 Büngel, W.: Der Brief, ein kulturgeschichtliches Dokument. Verlag Gebr. Mann, Berlin 1939

11 Busemann, A.: Stil und Charakter. Weltkulturverlag Anton Hain, Meisenheim 1948

12 Conrad, K.: Konstitution. In: Psychiatrie der Gegenwart, Band I/1. Grundlagenforschung zur Psychiatrie, Teil A. Springer, Berlin 1967

13 Curtius, F.: Vom medizinischen Denken und Meinen. Enke, Stuttgart 1968

14a Dahmer, J.: Anamnese und Befund, 4. Aufl. Thieme, Stuttgart 1981

14b de Bono, E.: Der Denkprozeß. Rowohlt, Hamburg 1975

15 Deckart, H., R. Janizewski, u. a.: Befunddokumentation und programmierter Arztbrief in der nuklearmedizinischen Klinik. Radiobiol. Radiother. (Berl.) 16 (779–785) 1975

16 Deich, F.: Was ist Gesundheit. Ärztl. Mitt. 42 (493–500) 1957

17 Derryberry, M.: Reliability of medical judgements on malnutrition. Pub. Hlth Rep. 53 (1938) 139–142

18 Diepgen, P.: Geschichte der Medizin. Walter de Gruyter, Berlin 1949

19 Dietrich, M.: Das Fremdwort in der Arbeit der GfdS (Gesellschaft für deutsche Sprache). In: Fremdwortdiskussion S. 182–185, hrsg. von W. Fink. W. Fink-Verlag, München 1979

20 Dold, U., H. Sack: Praktische Tumortherapie, 2. Aufl. Thieme, Stuttgart 1980

21 Donhoff, H. J.: Der Arzt und sein Honorar im Wandel der Zeit. Sanssouci, Zürich

22 Duden: Grammatik der deutschen Gegenwartssprache, 3. Aufl., Bd. 4. Bibliographisches Institut, Mannheim 1972

23 Duden: Die Zweifelsfälle der deutschen Sprache. Bibliographisches Institut, Mannheim 1972

24 Dyer, A. R., J. Stammler, D. M. Berkson, H. A. Lindberg: Relationship of relative weight and body mass index to 14-year mortality in the Chicago peoples gas company study. J. chron. Dis. 28 (109–123) 1975

25 Eibl-Eibesfeldt, J.: Konrad Lorenz. In: Psychologie des 20. Jahrhunderts, Bd. VI, S. 68–84, hrsg. von R. A. Stamm u. H. Zeier, Kindler 1978

26 Engel, E.: Deutsche Stilkunst. Temsky & Freytag, Wien, Leipzig 1914

27 Engelhardt, K., A. Wirth, L. Kindermann: Kranke im Krankenhaus. Enke, Stuttgart 1973

28 Engisch, K.: Einführung in das juristische Denken. Kohlhammer, Stuttgart 1964

29 Eysenck, H. J.: Die Zukunft der Psychologie. Paul List, München 1977

30 Feinstein, A. R.: The basic elements of clinical science. J. chron. Dis. 16 (1125–1133) 1963

31 Feinstein, A. R.: Clinical judgment. Robert E. Krieger Publ. Huntington, New York 1976

32 Fessel, W. J., E. E. van Brunt: Assessing quality of case from the medical record. N. Engl. J. Med. 286 (134–138) 1972

33 Feyerabend, P.: Wider den Methodenzwang (Skizze einer anarchischen Erkenntnistheorie.) Suhrkamp, Frankfurt 1976

34 Feyerabend, P.: Erkenntnis für freie Menschen. Suhrkamp, Frankfurt 1980 (veränderte Ausgabe)

35 Finkenzeller, R.: Mangelhafter Kontakt von Arzt zu Arzt (Diskussion). Frankfurter Allgemeine Zeitung vom 11. 11. 1971

36 Flöhl, R.: Maßlose Medizin? Antworten auf Ivan Illich. Springer, Berlin 1979

37 Franke, H.: Manuskript und Vortrag (Stilfibel für Mediziner), 2. Aufl. Thieme, Stuttgart 1969

38 Friedberg, Ch. K.: Erkrankungen des Herzens, Bd. II. Thieme, Stuttgart 1972

39 Fuchs, G., H. Walter: Datenverarbeitung und Datenfixierung beim computerunterstützten Arztbrief. Organisation und psychische Probleme. Meth. Inf. Med. 13 (18–23) 1974

40 Goody, W.: Syndromes. Lancet 1961/ II 1–3

41 Gross, R.: Medizinische Diagnostik – Grundlagen und Praxis. Springer, Berlin 1969

42 Gross, R.: Die Anamnese in der Sicht des Klinikers. Med. Inf. Med. Suppl. 5 (17–25) 1971

43 Gross, R.: Zur allgemeinen Theorie der medizinischen Diagnostik und Therapie. Geburtsh. Frauenheilk. 35 (1975) 573–581

44 Habeck, D., U. Schulte-Wörmann: Was erwarten Ärzte vom Arztbrief. Dtsch. Wschr. 101 (1398–1401) 1976

45 Hartmann, F.: Die Anamnese (Teil 1). Klinik der Gegenwart 10 (1965) 691–718

46 Hartung, J., I. Vallee: Über die Reproduzierbarkeit von Anamnesen. Med. Inf. Med. Suppl. 5 (81–87) 1971

47 Heimann, H.: Psychopathologie. In: Psychiatrie der Gegenwart, Bd. I/1, 2. Aufl. Springer, Berlin 1979

48 Heinrich, J., H. Putzlar, G. Seidenschnur: EDV-System zur automatischen Erstellung von Arztbriefen sowie statistischen Analysen für den Bereich der Geburtshilfe und Perinatologie. Zentralbl. Gynäk. 99 (129–138) 1977

49 Holländer, E.: Die Karikatur und Satire in der Medizin. Enke, Stuttgart 1921

50 Hollingshead, A., F. Redlich: Social class and mental illness. A. Community Study. Wiley, New York 1958

51 Holtmann, H. W., U. Voigt: Erfahrungen mit dem programmierten Arztbrief und Krankenbericht in der Ophthalmologie. Ber. dtsch. Ophthalmol. Ges. 72 (497–501)

52 Illich, I.: Die Nemesis der Medizin. Rowohlt, Reinbek bei Hamburg 1977

53 Immich, H.: Bemerkungen zum klinischen Diagnoseschlüssel. Med. Inf. 140 (1966)

53a Janz, D.: Die Epilepsien. Thieme, Stuttgart 1969

54 Janzen, R.: Entstehung von Fehldiagnosen. Thieme, Stuttgart 1970

55 Jaspers, K.: Die Idee des Arztes und ihre Erneuerung. Ärztl. Mitt. 38 (476–479) 1953

56 Jester, H.-G., G. Imhof: Programmierte Textverarbeitung in der Medizin. IBM-Nachrichten 24 (292–297) 1974

57 Kannel, W. B., Ph.-A. Wolf, J. Verter, P. M. Mc Namara: Epidemiologic assessment of the role of blood pressure in stroke. The Framingham study. J. Amer. med. Ass. 214 (301–315) 1970

58 Kornhuber, H.: Motorische Systeme und sensomotorische Integration. In: Psychologie des 20. Jahrhunderts, Bd. II, S. 750–762. Kindler 1978

59 Kornhuber, H.: Geist und Freiheit als biologisches Problem. Ibid. S. 1122–1130

60 Krehl, L. V.: Über Standpunkte in der Inneren Medizin. Klin. Wschr. 73 (1545–1552) 1926

61 Kretschmer, E.: Körperbau und Charakter, hrsg. von W. Kretschmer, 25. Aufl. Nachdruck. Springer, Berlin 1967

62 Krusche, G.: Der Arztbrief. Probleme zwischenärztlicher Kommunikation am Beispiel des internistischen Arztbriefes. In: Pat. und Krankenhaus, S. 161–233, hrsg. von H. Begemann. Urban & Schwarzenberg, München 1976

63 Kuni, H., H. Prinz, E. Lüllwitz u. a.: Automatisierung der Arztbrieferstellung sowie Verwaltungsarbeit bei der Patientenaufnahme und -entlassung. Elektro-Medica 4 (147–154) 1971

64a Kussmaul, A.: Jugenderinnerungen eines alten Arztes, 19. Aufl., Lehmann, München 1960

64b Lempp, R.: Frühkindliche Hirnschädigung und Neurose. Huber, Bern 1978

65 Lange, H. J., Th. Vogel: Statistische Analyse von Symptomenkorrelationen bei Syndromen. Meth. Inf. Med. 4 (83–89) 1965

66 Lauda, E.: Die interne Diagnostik in ihrer geschichtlichen Entwicklung aus ihren Anfängen bis in die Gegenwart. Med. Klin. 53 (1157–1166) 1958

67 Leiber, B., G. Olbrich: Die klinischen Syndrome, Bd. 1. Urban & Schwarzenberg, München 1981

68 Leix, A.: Die medizinischen Kenntnisse des Zweistromlandes. Ciba Z. Basel (1935) 851–856

69 Lippross, O.: Logik und Magie in der Medizin. Lehmann, München 1969

70 Lüth, P.: Vor der ersten Sprechstunde. Medical Tribune Wiesbaden 1981

71 Lukowsky, A.: Wissenschaft und Kunst im Arzttum, Die Med. 1580–1582 (1959)

72 Lukowsky, A.: Der unbestimmte Begriff im Denken des Logikers, des Juristen und Arztes. Ärztl. Mitt. (1963) 722–732

73 March, H.: Multiple Sklerose. Wehdienst und dreizehn verschiedene Gut-achter. In: Fehlerquellen med. Begutachtung, hrsg. von H. March. Walter de Gruyter, Berlin 1969

74 Marx, H. H.: Medizinische Begutachtung, 4. Aufl. Thieme, Stuttgart 1969

75 Melzack, R., W. S. Torgerson: On the language of pain. Anesthesiology 34 (50–61) 1971

76 Mentzos, S., W. Pittrich: Über die Zuverlässigkeit psychiatr.-psychologischer Anamnesen. Med. Inf. Med. Suppl. 5 (141–161) 1971

77 Meyer-Steineg, Th.: Die Bedeutung der Prognose in hippokratischen Schriften. Arch. Gesch. Naturw. u. Techn. 6 (1913) 257–262

78 Meyerhoff, H., M. Dony: Die Zuverlässigkeit anamnestischer Angaben zur frühkindlichen Entwicklung. Z. Kinderheilk. 108 (1970) 41–45

79 Morris, D.: Der Mensch mit dem wir leben. Droemer Knaur, München 1978

80 Mumenthaler, M.: Neurologie, 7. Aufl. Thieme, Stuttgart 1982

81 Mumenthaler, M.: Der Schulter-Arm-Schmerz. Leitfaden für die Praxis. Huber, Bern 1980

82 Naunyn, B.: Erinnerungen, Gedanken, Meinungen. Bergmann, München 1925

83 Neumann-Mangoldt, P.: Der Arztbrief – eine Fibel zum praktischen Gebrauch. Urban & Schwarzenberg, München 1964

84 Nonne, M.: Anfang und Ziel meines Lebens. Christian's Verlag, Hamburg 1972

85 Nüssler, O.: Das Sprachreinigungsgesetz. In: W. Fink (Hrsg.): Die Fremdwortdiskussion, S. 186–189. W. Fink Verlag, München 1979

86 Payne, B. C.: The medical record as a basis for assess in physician competence. Ann. intern. Med. 91 (623–629) 1979

87 Pflanz, M.: Der Entschluß zum Arzt zu gehen. Hippokrates, Stuttgart 1964

88a plauen, e. o.: Vater und Sohn, Bd. 2. Ravensburger Taschenbücher 1977

88b Plügge, H.: Über die Anamnese. Dtsch. med. Wschr. 90 (1605–1609) 1965

89 Poeck, K., G. Pilleri: Pathologisches Lachen und Weinen. Schweiz. Arch. Neurol. Psychiat. 92 (323–370) 1963

90 Popper, K. R.: Logik der Forschung. J. C. B. Mohr (Paul Siebeck), Tübingen 1966 (Deutsche Erstausgabe 1934)

91 Popper, K. R.: Glanz und Elend des Historizismus, 3. Aufl. J. C. B. Mohr (Paul Siebeck), 1969

92 Poser, S.: Multiple Sclerosis. Springer, Heidelberg 1978

93 Reiners, L.: Stilfibel. Der sichere Weg zum guten Deutsch. Beckche Verlagsbuchhandlung 196

94 Reiners, L.: Stilkunst. Ein Lehrbuch deutscher Prosa. Beck, München 1980 (Erstaufl. 1943)

95 Reissner, I.: Einführung in die medizinische Dokumentation. Akad. Verlagsgesellschaft, Frankfurt/M. 1967

96 Rosenthal, R.: Experimental Effects in Behavioral Research. New York, Appleton (Century-Crofts) 1966

97 Rothschuh, K. E.: Jean Riolan (1580–1657) im Streit mit P. M. Schlegel um die Blutbewegungslehre Harveys. Gesnerius 21 (1964) 72–82

98 Rothschuh, K. E.: Prinzipien der Medizin. Urban & Schwarzenberg, München 1965

99 Scheid, W.: Lehrbuch der Neurologie, 4. Aufl. Thieme, Stuttgart 1980

100 Schepank, H.: Erb- und Umweltfaktoren bei Neurosen. Springer, Berlin 1974

101 Schettler, G., E. Nüssel: Das ärztliche Gespräch und die Anamnese. In: G. Schettler: Innere Medizin, 5. Aufl. Thieme, Stuttgart 1980

102 Schipperges, H.: Der Arzt von morgen. Severin und Siedler, Berlin 1982

103 Schmidt, J. M.: Kritik am Arztbrief von seiten des Allgemeinarztes. Inaugural. Diss. München 1978

104 Schröder, J., S. Wuttke: Arzt und Diagnose. Münch. med. Wschr. 103 (1961) 2072–2077

105 Schulten, H.: Der Arzt, 3. Aufl. Thieme, Stuttgart 1966

106 Sebeok, D. A.: Style in Language. Cambridge (Mass.) 1960 (S. 379)

107 Seyfarth, C.: Der „Ärzteknigge". Thieme, Leipzig 1935

108 Steinhausen, G.: Geschichte des deutschen Briefes, 2. Aufl. Weidmann, Dublin, Zürich (unveränderter Nachdruck von 1889)

109 Sullivan, S.: Die interpersonale Theorie der Psychiatrie. S. Fischer 1980

110 TNM: TNM-Klassifizierung der malignen Tumoren und allgemeine Regeln zur Anwendung des TNM-Systems, 3. Aufl. Springer, Berlin 1979

111 Virchow, R.: Barbarismen in der medicinischen Sprache. Arch. path. Anat. 91 (1883) 1–11

112 Winderlich, R.: Kekulé. In: G. B. Bugge (Hrsg.): Das Buch der großen Chemiker, Bd. II. Verlag Chemie, Weinheim/Bergstraße Nachdruck 1955 (Erstauflage 1929)

113 Wustmann, G.: Sprachdummheiten. Walter de Gruyter, Berlin 1966

114 Rather, L. J.: Zur Philosophie des Begriffs „Krankheit". Dtsch. med. Wschr. 83 (1958) 2012–2018

Sachverzeichnis

H. Dahmer/J. Dahmer

Gesprächsführung

Eine praktische Anleitung
1982. 207 Seiten
⟨flexibles Taschenbuch⟩ DM 16,80

W. Bräutigam/P. Christian

Psychosomatische Medizin

Ein kurzgefaßtes Lehrbuch
3., überarbeitete und erweiterte Auflage
1981. 339 Seiten, 11 Abbildungen, 7 Tabellen
⟨flexibles Taschenbuch⟩ DM 26,80

F. Dubitscher

Lebensschwierigkeiten und Selbsttötung

Beratung und Vorbeugung
2., unveränderte Auflage
1982. 112 Seiten, 2 Abbildungen
⟨flexibles Taschenbuch⟩ DM 14,80

J. Finke/W. Schulte

Schlafstörungen

Ursachen und Behandlung
2., überarbeitete Auflage
1979. 103 Seiten, 2 Abbildungen, 1 Tabelle
⟨flexibles Taschenbuch⟩ DM 11,80

W. Feuerlein

Alkoholismus – Mißbrauch und Abhängigkeit

Eine Einführung für Ärzte, Psychologen und Sozialpädagogen
2., überarbeitete und erweiterte Auflage
1979. 255 Seiten, 6 Abbildungen, 10 Tabellen
⟨flexibles Taschenbuch⟩ DM 17,80

Preisänderungen vorbehalten

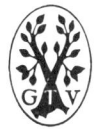 **Georg Thieme Verlag Stuttgart · New York**

J. Borneff

Hygiene

Ein Leitfaden für Studenten und Ärzte
4., überarbeitete und erweiterte Auflage
1982. 598 Seiten, 85 Abbildungen, 110 Tabellen
Zeichnungen von B. Carow
〈flexibles Taschenbuch〉 DM 29,80

W. Braun/A. Döhnhardt

Vergiftungsregister

Haushalts- und Laborchemikalien, Arzneimittel, Symptomatologie und Therapie
3., überarbeitete und erweiterte Auflage
1982. 424 Seiten
〈flexibles Taschenbuch〉 DM 39,–

M. Werner/V. Ruppert

Praktische Allergiediagnostik

Methoden des direkten Allergennachweises
3., neubearbeitete Auflage
1979. 180 Seiten, 38 Abbildungen, 29 Tabellen
〈flexibles Taschenbuch〉 DM 18,80

F. Jerusalem

Muskelerkrankungen

Klinik – Therapie – Pathologie
1979. 367 Seiten, 255 Abbildungen, 2 Farbtafeln
Zeichnungen von R. Brammer
〈flexibles Taschenbuch〉 DM 26,80

H. Th. Hansen

Praktische ärztliche Untersuchungs- und Behandlungstechnik

Diagnostische und therapeutische Eingriffe. Einfache Funktionsprüfungen –
Blutgruppenbestimmung und Bluttransfusion – Wiederbelebung
4., überarbeitete und erweiterte Auflage
1981. 264 Seiten, 125 Abbildungen, 2 Farbtafeln
〈flexibles Taschenbuch〉 DM 26,80

Preisänderungen vorbehalten

Georg Thieme Verlag Stuttgart · New York